小动物内科与代谢疾病案例快速回顾手册

（第2版）

Small Animal Medicine and Metabolic Disorders: Self-Assessment
Color Review, Second Edition

主编：［美］克雷格·吕奥（Craig Ruaux）

主译：胥辉豪

长江出版传媒

湖北科学技术出版社

Small Animal Medicine and Metabolic Disorders: Self-Assessment Color Review, Second Edition / by Craig Ruaux/
ISBN: 978-1-138-39243-4

著作权合同登记号：图字 17-2023-080 号

图书在版编目（CIP）数据

小动物内科与代谢疾病案例快速回顾手册：第 2 版 /（美）克雷格·吕奥（Craig Ruaux）主编；胥辉豪主译 . — 武汉：湖北科学技术出版社，2023.8
ISBN 978-7-5706-2534-5

Ⅰ.①小… Ⅱ.①克… ②胥… Ⅲ.①动物疾病 – 内科 – 病案 – 手册 ②动物疾病 – 代谢病 – 病案 – 手册 Ⅳ.① S856-62

中国国家版本馆 CIP 数据核字（2023）第 079748 号

小动物内科与代谢疾病案例快速回顾手册（第 2 版）
XIAO DONGWU NEIKE YU DAIXIE JIBING ANLI KUAISU HUIGU SHOUCE (DI 2 Ban)

策　　划：林　潇　李少莉	
责任编辑：祝李涛	封面设计：曾雅明　北农阳光
出版发行：湖北科学技术出版社	电话：027-87679468
地　　址：武汉市雄楚大街 268 号	邮编：430070
（湖北出版文化城 B 座 13-14 层）	
印　　刷：河北华商印刷有限公司	邮编：072750

889×1194	1/16	10 印张	340 千字
2023 年 8 月第 1 版			2023 年 8 月第 1 次印刷
			定价：498.00 元（全 4 册）

本书如有印装质量问题　可找承印厂更换

译 委 会

主　译：胥辉豪

副主译：李前勇　张德志

参　译：唐　静　朴雪玲　陈子洋　胡小艳　焦弋恩

校　对：刘江渝　李启卷

主　审：林德贵　施振声

译者序

内科疾病与代谢疾病是小动物临床中占比最高的疾病类型。随着小动物诊疗行业的飞速发展，各种诊疗技术也日新月异，而诊疗内科疾病与代谢疾病需要大量知识与经验积累，这使很多年轻的小动物临床兽医存在一些困惑。

《小动物内科与代谢疾病案例快速回顾手册（第2版）》由美国著名小动物内科专家克雷格·吕奥（Craig Ruaux）编著。该书以案例为基础，全面而形象地对各类临床常见的内科与代谢疾病进行了展示与解读。此外，本书简明扼要的叙述方式也便于一线小动物临床兽医随时查阅与回顾。因此，该书无论是对初级临床兽医还是对具有一定临床经验的兽医而言均具有很大的学习与参考价值。

编者能够收集到如此全面的典型案例素材让人敬佩。在本书的翻译过程中，承蒙林德贵教授和施振声教授的多次审校与指点，万分感激。两位先生严谨治学的态度让我感受颇深。此外，还要特别感谢李前勇副教授与张德志老师对本书翻译工作的大力支持，以及我的研究生唐静、朴雪玲、陈子洋、胡小艳、焦弋恩、刘江渝和李启卷对翻译工作的协助。

我相信该书的出版能够对我国广大小动物临床兽医的诊治工作起到一定的帮助作用，故乐于向广大读者推荐。此外，虽然本书经过数次审校，但因时间仓促，不足之处在所难免，诚请批评指正。

胥辉豪

2022 年 10 月 17 日

前言

本书第 1 版问世近 20 年来，兽医界发生了翻天覆地的变化。数字放射成像和高分辨率超声设备在动物实践中普及，而高速计算机断层扫描（Computed tomography，CT）和磁共振成像（magnetic resonance imaging，MRI）也越来越普遍。成像技术的进步极大提高了兽医识别疾病的能力。随着诊断成像的快速发展，该行业正在经历许多疾病专业诊断测试的爆炸性增长。我们现在知道，猫的胰腺炎很常见，但这种疾病在犬猫之间的表现方式差异非常大。有了血气分析、CT 检查和支气管镜检查，呼吸道疾病的评估和诊断更加准确，更有意义。一些曾经被认为是特发性的疾病现在被认为具有感染性病因。动物主人和从业者可获得的知识总量呈指数级增长，并将继续增长。这些变化增加了现代内科实践的挑战，也能够使我们更有效地治疗患病动物。

本书的目的是介绍适合小动物医学日常实践的病例和病例相关材料的分类，主要使用兽医实践的范例，这样可以更好地呈现多方面的知识。我们希望这本书对每个人都有价值——从学习内科的学生到接受培训的专家，以及希望巩固知识的有经验的内科从业者。这些病例涵盖代谢、内分泌、免疫介导性、炎症性和感染性疾病。病例难度很大，从简单的细菌感染到复杂的多系统疾病，对大多数从业者构成挑战。有些方法直截了当，但对有些人来说，最佳方法存在争议。笔者来自不同的实践背景和专业，每个人都通过自己的专业知识和经验识别和解决问题。

病例以随机顺序呈现，在许多病例中，根据问题的识别、测试的进行和治疗计划的制订呈现为几个部分。本书列出的病例分类，以广泛的主题领域进行分组。

临床化学值和诊断测试结果均尽可能以 SI 和英制单位给出。由于实验室的期望值不同，因此为每种情况提供了实验室参考范围。

病例分类

心脏病：病例 86、病例 90

诊断测试：病例 29、病例 94、病例 130、病例 139

积液：病例 16、病例 107

电解质和酸 / 碱：病例 22、病例 83、病例 120

内分泌疾病：病例 17、病例 21、病例 25、病例 30、病例 33、病例 39、病例 57、病例 62、病例 71、病例 76、病例 80、病例 82、病例 96、病例 104、病例 109、病例 110、病例 113、病例 123、病例 142

食道疾病：病例 32、病例 51、病例 75、病例 89、病例 118、病例 124

胃病：病例 10、病例 36、病例 79、病例 112、病例 115、病例 116

血液病：病例 6、病例 8、病例 38、病例 60、病例 127、病例 148

肝胆疾病：病例 3、病例 6、病例 12、病例 20、病例 24、病例 31、病例 37、病例 47、病例 50、病例 72、病例 88、病例 103、病例 150、病例 152

免疫介导性疾病：病例 121、病例 134、病例 153、病例 154

传染病：病例 43、病例 44、病例 45、病例 48、病例 53、病例 54、病例 64、病例 67、病例 77、病例 91、病例 106、病例 126、病例 136、病例 145、病例 146、病例 149

肠道 / 腹部急症：病例 111、病例 143、病例 148

大肠疾病：病例 11、病例 34、病例 40、病例 49、病例 58、病例 69、病例 70、病例 151

下泌尿道疾病：病例 85、病例 95、病例 97、病例 108

其他代谢紊乱：病例 23、病例 46、病例 55、病例 68、病例 84、病例 128、病例 132、病例 147

神经病：病例 61、病例 93、病例 101、病例 140

肿瘤：病例 70、病例 105、病例 152

口腔疾病：病例 15

胰腺疾病：病例 27、病例 35、病例 41、病例 117

直肠疾病：病例 19、病例 99、病例 125、病例 131、病例 144

肾脏疾病：病例 7、病例 9、病例 73、病例 74、病例 114、病例 133、病例 135

生殖疾病：病例 18、病例 78、病例 81、病例 98、病例 138

呼吸系统疾病：病例 1、病例 4、病例 26、病例 28、病例 52、病例 59、病例 63、病例 66、病例 87、病例 122、病例 141

小肠疾病：病例 2、病例 13、病例 14、病例 42、病例 56、病例 65、病例 92、病例 100、病例 102、病例 119、病例 129、病例 137

致谢

Lindsay Gilmour
得克萨斯农工大学
兽医与生物医学学院
得克萨斯州，卡城

Yuri Lawrence
得克萨斯农工大学
兽医与生物医学学院
得克萨斯州，卡城

Jonathan Lidbury
得克萨斯农工大学
兽医与生物医学学院
得克萨斯州，卡城

Craig Ruaux
梅西大学
兽医学院
新西兰北帕默斯顿

Susanne Stieger–Vanegas
俄勒冈州立大学
临床科学系
俄勒冈州，科瓦利斯

Katie Tolbert
田纳西大学
小动物临床科学
田纳西州，诺克斯维尔

Austin Viall
爱荷华州立大学
兽医学院兽医病理学
爱荷华州艾姆斯

目录

　　病例 1：问题　　一只 6 岁猫出现渐进性鼾声呼吸，休息时张口呼吸和运动耐力下降。该猫无打喷嚏或咳嗽的病史，也未见鼻外分泌物。双侧鼻孔外无气流。软式内窥镜检查咽后部，发现一个软组织肿物阻塞两侧鼻后孔（图1.1）。该肿物表面光滑，呈浅粉红色。

　　Ⅰ. 你会给出什么诊断结果？对于该区域的肿物，还应该考虑哪些其他鉴别诊断？

　　Ⅱ. 对于该病例，你会推荐什么（如果有的话）额外的成像诊断方法？为什么？

　　Ⅲ. 鼻咽息肉有哪些治疗方案？

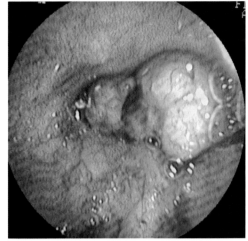

　　病例 1：回答　　Ⅰ. 根据病史、临床症状和内窥镜成像结果，诊断其患咽后和鼻后孔存在炎性息肉。该区域应考虑的鉴别诊断包括鼻淋巴瘤、癌／腺癌和肉芽肿。

　　Ⅱ. 咽息肉起源于咽鼓管或中耳，继发于慢性炎症。评估取证中耳是否患有疾病（中耳炎）很重要，因为这会影响治疗方案和复发的预后。可使用平片 X 线摄影，但可能出现假阴性的诊断。在一些研究中，中耳炎患猫平片 X 线摄影的假阴性率为 25%。高

图 1.1　患猫咽后部软式内窥镜检查

级影像（无论是 CT 还是 MRI）对评估中耳和鼓泡骨的状态非常有用。严重的大疱性疾病建议进行鼓泡切开术。

　　Ⅲ. 如果可以靠近病灶，特别是软腭回缩时在口腔后方可见息肉，可以尝试手动撑开牵拉息肉。该病例无法直接手动摘除息肉组织，因此，进行手术摘除的同时进行了鼓泡切开术。

　　病例 2：问题　　一只患慢性、小肠和大肠混合性腹泻的混种犬被主人带来就诊。犬主人确信该犬对麸质过敏，并告诉医生"每个人都知道犬会患乳糜泻"。

　　Ⅰ. 麸质过敏性肠病（乳糜泻）已在哪些犬种中确诊？

　　Ⅱ. 麸质过敏性肠病（乳糜泻）患病动物对哪些蛋白质过敏？

　　Ⅲ. 在进行其他诊断步骤之前，犬主人决定对犬改喂无麸质饮食。你会如何回应？

　　病例 2：回答　　Ⅰ. 20 世纪后期，在英国的爱尔兰塞特犬中确诊麸质过敏性肠病（图 2.1）。该病在此犬种中具有常染色体隐性遗传模式。尽管目前犬的麸质过敏性肠病的结论性诊断很少见，但有理由猜想一些犬可能患有麸质过敏性肠病。在撰写本书时，人类医学文献中关于"非腹腔麸质敏感性"的争议越来越大，"非腹腔麸质敏感性"是胃肠道症状的总称，表现出对避免摄入麸质的反应，但尚未达到人类患者乳糜泻或小麦过敏的典型诊断标准。

　　Ⅱ. 引起麸质过敏性肠病患犬胃肠道炎症的主要蛋白质是醇溶蛋白。理想情况下，患犬通过饲喂严格的无麸质饮食后临床症状有所缓解，随后口服麸质饮食后临床症状出现反复。爱尔兰塞特犬病例就是以这种方式诊断，最终确诊为麸质过敏性肠病。

　　Ⅲ. 只要新饮食营养均衡，适合犬的年龄和品种，那么就没有真正的理由来反对这种饮食的改变。尽管在一组精选的犬（爱尔兰塞特犬）中明确记录了麸质过敏性肠病，但是这并不意味着

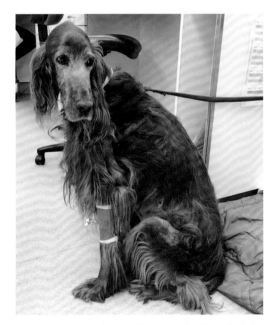

图 2.1　一只患有麸质过敏性肠病的爱尔兰赛特犬

可以忽略其他诊断研究，如寄生虫学、水溶性维生素的评估和新蛋白质来源的饮食调整试验。将饮食试验与无麸质配方和新型蛋白质来源相结合是确认犬主人担忧的理想方法，如果成功，将支持该患犬麸质过敏性肠病的诊断。

病例 3　病例 4

病例 3：问题　一只 1 岁雄性巴哥犬有持续 2 个月食欲不振和轻度腹泻的病史。问诊时，主诉使用多种不同的新型蛋白质饮食对该犬进行诱惑，食欲时好时坏。腹泻的特征是小肠性腹泻。该犬对甲硝唑、芬苯达唑和马罗匹坦均无反应。该患犬目前正在接种推荐的疫苗，并进行了常规的心丝虫和外寄生虫预防。

体格检查发现，该犬体温正常，为 38.6℃（101.5 ℉），体重正常 5 kg（11.0 lb），体况评分 2/9，全身肌肉萎缩，其他体格检查无异常。

初步诊断评估显示丙氨酸转氨酶（alanine aminotransferase，ALT）活性轻度升高（是正常上限的 2 倍），血清白蛋白和胆固醇轻度降低。其他相关的临床生化结果如表 3.1 所示。

表 3.1　患犬生化检查结果

分析物	SI 单位制		常规单位制	
	结果	参考范围	结果	参考范围
血尿素氮（blood urea nitrogen, BUN）	2.0 μmol/L	2.2 ~ 5.8 μmol/L	10 mg/dL	13 ~ 35 mg/dL
葡萄糖	4.5 mmol/L	3.9 ~ 6.9 mmol/L	90 mg/dL	70 ~ 125 mg/dL
胆固醇	1.9 mmol/L	2 ~ 4.6 mmol/L	70 mg/dL	75 ~ 175 mg/dL
白蛋白	25 g/L	26 ~ 40 g/L	2.5 g/dL	2.6 ~ 4 g/dL
总胆红素	0.5 μmol/L	0 ~ 8.6 μmol/L	0.1 mg/dL	0 ~ 0.5 mg/dL
碱性磷酸酶	60 U/L	10 ~ 70 U/L	60 U/L	10 ~ 70 U/L
γ - 谷氨酰转肽酶（gamma-glutamyl transpeptidase, GGT）	5 U/L	1 ~ 8 U/L	5 U/L	1 ~ 8 U/L
ALT	170 U/L	5 ~ 65 U/L	170 U/L	5 ~ 65 U/L

对门静脉系统进行 CT 血管造影检查，显示横断面和背侧平面影像（图 3.1~图 3.3）。门 – 奇静脉分流（图 3.1 和图 3.2 中 *）起始于脾静脉，终止于左侧的后腔静脉（图 3.2 中 C），正好位于腹腔动脉的颅侧。后腔静脉在分流血管附着点的颅侧增宽。门静脉在脾静脉附着点的颅侧突然变窄（图 3.3 中箭头）。肝脏较小，仅见非常小的门静脉分支进入肝实质（未显示）。患犬存在一些小的矿物质膀胱结石（未显示）。

Ⅰ. 如何判读这些影像学检查结果？

Ⅱ. 该病例最可能的诊断结果是什么？

Ⅲ. 可使用哪些额外的诊断测试来确认你的诊断？

Ⅳ. 你将如何治疗该病例？

Ⅴ. 预后如何？

病例 3：回答　Ⅰ. 该患犬存在单一的肝外门体分流，伴有继发性小肝和膀胱结石。脾腔形态的分流血管是最常见的类型之一。

Ⅱ. 肝外门体分流。

Ⅲ. 计算机断层扫描、胆汁酸水平、耐氨性测试和闪烁显像。

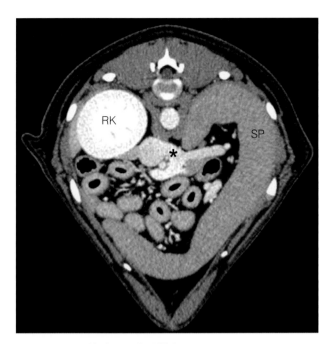

图 3.1　CT 血管造影门静脉横断面

* = 门-奇静脉分流，RK= 右肾，SP= 脾。

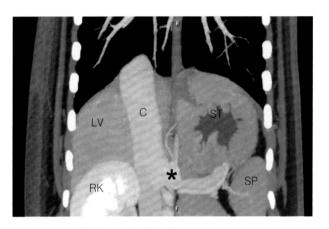

图 3.2　CT 血管造影门静脉背侧平面图

* = 门-奇静脉分流，RK= 右肾，ST= 胃，SP= 脾，LV= 肝，
C= 后腔静脉。

Ⅳ. 建议先进行药物治疗（抗癫痫药物治疗、乳果糖治疗、限制蛋白饮食和抗菌治疗），随后通过手术逐渐阻塞分流血管。适度限制蛋白质（即肾脏处方粮、老年配方粮）通常足以改善临床症状，如果可能的话，建议幼年患病动物在肝脏饮食中严格限制蛋白质的摄入。

Ⅴ. 手术干预的预后良好，但出现神经系统症状的犬可能在术后出现顽固性癫痫发作。此外，主诉的唯一症状癫痫发作是门体分流的非典型表现，该患犬除了门体分流外，可能还患有遗传性癫痫。

病例 4：问题　一只 9 岁已绝育母猫表现出进行性鼾声。

　Ⅰ. 你会给出什么诊断结果？

　Ⅱ. 这种病变是如何产生的？

　Ⅲ. 有哪些治疗方案？

病例 4：回答　Ⅰ. 明显的鼻咽狭窄，几乎完全被膜性软组织结构阻塞。将病例 4 中的图 4.1 与病例 1 中的图 1.1 进行比较。

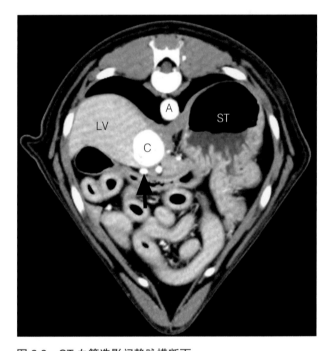

图 3.3　CT 血管造影门静脉横断面

门静脉在脾静脉插入处的颅侧突然变窄（箭头处）。ST= 胃，LV= 肝，A= 主动脉，C= 后腔静脉。

Ⅱ. 鼻咽狭窄是猫的罕见疾病，很少是先天性的，类似于人类的鼻后孔闭锁。在猫中更常见的情况是阻塞膜继发于慢性上呼吸道炎症。

Ⅲ. 阻塞膜的厚度从 1 ～ 2 mm 到 >2 cm 不等。阻塞膜较薄的猫，通常可以通过软腭手术切除炎性膜治疗。该猫的阻塞结构较长（图 4.2），手术完全切除该结构的可行性低。该病例的这种情况应该考虑连续球囊扩张或使用可扩张球囊金属支架。

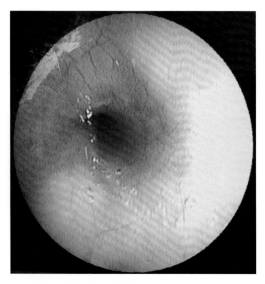

图 4.1 鼻咽末端软式内窥镜检查

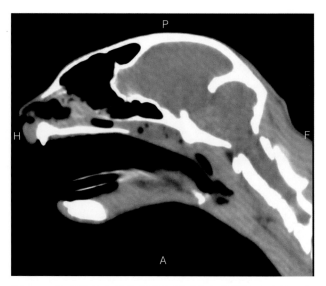

图 4.2 鼻咽狭窄患猫的颅骨和咽后部矢状面重建（软组织窗）。软腭和咽后壁黏膜明显增厚。软腭的颅侧存在大量的液体和气体

病例 5

病例 5：问题 一只 11 岁绝育雌性混种㹴犬出现腹围增大的症状（图 5.1）。触诊发现肝肿大，未见其他明显的症状，体温、脉搏、呼吸频率（TPR）无显著异常。

Ⅰ. 请使用 DAMNIT 系统生成该病例肝肿大的鉴别诊断列表。

Ⅱ. 下一步需要采取什么诊断方法获得更多有助于确诊的信息？

病例 5：回答 Ⅰ. DAMNIT 系统包括大量的病因学种类，有助于生成潜在诊断的初始列表，方便用于制订诊断计划。并不是所有的病因学种类都适用于所有的问题。使用该系统生成的肝肿大的潜在病因如下。

变性 / 发育性

——无相关诊断

异常 / 自身免疫性

——囊肿（可能与多囊肾病有关）

代谢性 / 机械性

——空泡性肝病

——糖原累积（如类固醇肝病、糖尿病）

——脂肪累积

——静脉充血（机械性），如右心衰竭

——结节性增生

肿瘤性 / 营养性

——原发性肿瘤

——肝细胞癌

——血管肉瘤

——胆管癌

——继发性 / 系统性肿瘤

——淋巴肉瘤

——肥大细胞瘤

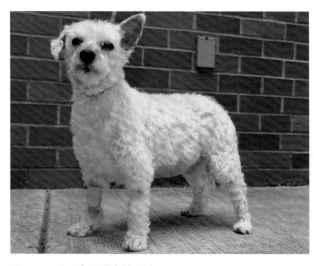

图 5.1 一只腹围增大的患犬

————转移性（如血管肉瘤）

传染性／自发性／炎性／缺血性／医源性）

————寄生虫性囊肿（如棘球蚴）

————肝叶扭转（局部缺血、充血）

————肉芽肿

中毒性／创伤性

————血肿

Ⅱ. 如果可行，使用高分辨率腹部超声检查将收获更多信息。能够观察肝肿大的特征（弥漫性和离散性），并为使用细针穿刺对多处病变进行微创采样提供了途径。

在该特殊患犬中，腹部超声检查显示弥漫性增大的高回声肝脏与类固醇肝病相符，而双侧肾上腺明显肿大与垂体依赖性肾上腺皮质功能亢进相符。

病例 6

病例 6：问题　一只 9 岁去势雄性家养短毛猫因主诉厌食被带来就诊。患猫在两年前被诊断为糖尿病。

该猫很安静，但对检查反应敏感。该猫心动过速（230 bpm），但呼吸频率和体温正常。腹部触诊发现中度肝肿大，并伴有膀胱充盈、膨胀。被毛干燥凌乱。体格检查未见其他异常。

血清生化检查发现该猫有明显的高血糖［血糖为 452 mg/dL（25 mmol/L），参考范围：80 ~ 130 mg/dL（4.4 ~ 7.2 mmol/L）］，并伴有糖尿和酮尿。该猫全血细胞计数（Complete blood count, CBC）检查结果和血涂片的显微镜下照片如表 6.1、图 6.1 所示。

表 6.1　患猫血常规（CBC）检查结果

血液学	患病动物	提示	参考范围
血细胞比容 /%	24.4	L	30 ~ 45
血红蛋白（hemoglobin, Hb）/（g/dL）	7.9	L	8.0 ~ 15.0
红细胞 /（×10⁶/μL）	5.73	L	5.0 ~ 10.0
红细胞平均体积（mean corpuscular volume, MCV）/fL	42.5		39.0 ~ 45.0
平均血红蛋白含量（mean corpuscular hemoglobin, MCH）/pg	13.7		12.5 ~ 17.5
平均血红蛋白浓度（mean corpuscular hemoglobin concentration, MCHC）/（g/dL）	32.3		30.0 ~ 36.0
红细胞分布宽度（red cell distribution uidth, RDW）/%	18.1		15.0 ~ 22.0
网织红细胞 /%	1.5		
网织红细胞绝对计数 /（×10³/μL）	88.0		
白细胞 /（×10³/μL）	14.73	H	5.5 ~ 19.5
● 中性分叶核粒细胞 /（×10³/μL）	13.3	H	2.5 ~ 12.5
● 中性杆状核粒细胞 /（×10³/μL）	0.1		0.0 ~ 0.3
● 淋巴细胞 /（×10³/μL）	0.7	L	1.5 ~ 7.0
● 单核细胞（×10³/μL）	0.4		0.0 ~ 0.85
● 嗜酸性粒细胞（×10³/μL）	0.1		0.1 ~ 0.8
● 嗜碱性粒细胞（×10³/μL）	0.0		0.0 ~ 0.1

续表

血液学	患病动物	提示	参考范围
血小板（×10³/μL）	251	L	300 ~ 800
血小板平均体积（mean platelet volume, MPV）/fL	20.3	H	8.6 ~ 18.9
红细胞、白细胞和血小板形态	红细胞：见血涂片显微照片 白细胞：轻度中性粒细胞毒性变化（胞浆嗜碱性粒细胞增多、胞浆发泡） 血小板：少量血小板成簇		

注：L，低；H，高。

Ⅰ．血涂片中有哪些明显的红细胞形态异常？

Ⅱ．可用哪种辅助染色方法突出这些形态学异常？

Ⅲ．这些形态学变化有何意义？

Ⅳ．是否有其他的红细胞形态学变化表明氧化损伤？

Ⅴ．哪些化合物或代谢性疾病会导致猫和犬的红细胞氧化损伤？

病例6：回答　Ⅰ．大多数红细胞含有海因茨（Heinz）小体，这些结构是氧化损伤的血红蛋白的实变（而形成的细胞内包涵体），通常与质膜直接相连。细胞学上，Heinz 小体呈嗜酸性圆形凸起，通常沿红细胞边缘出现（图6.2 中黑色箭头）。

在血涂片上也发现了少量的血影细胞。血影细胞是红细胞在血管内溶解后残留的质膜。由于这些膜不再含有血红蛋白，因此，血影细胞呈现非常轻微的嗜酸性至无色着色。血影细胞可作为 Heinz 小体形成的结果。

Ⅱ．由于 Heinz 小体嗜酸性染色与红细胞的颜色几乎相同，很难用临床上常用的罗曼诺夫斯基染色（如 DiffQuik）进行鉴别。应用新型的亚甲蓝染料可以突出 Heinz 小体并使其易于检测。Heinz 小体被新型的亚甲蓝染色后呈深嗜碱性的圆形包涵（图6.3）。若要进行

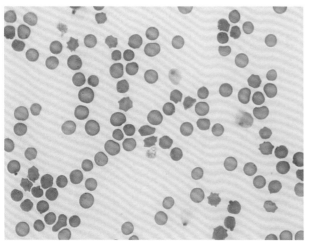

图 6.1　该患猫血涂片镜检图片

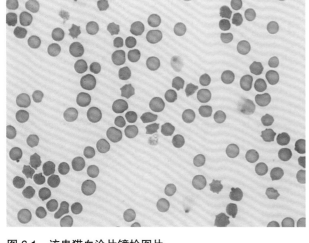

图 6.2　血涂片可见沿红细胞边缘出现的 Heinz 小体（左侧黑色箭头处）和少量血影细胞（小箭头处）

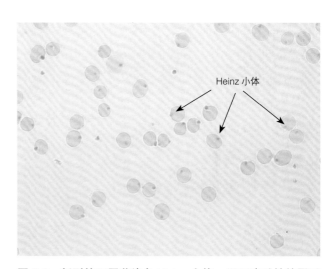

图 6.3　新型的亚甲蓝染色 Heinz 小体，呈深嗜碱性的圆形包涵物（黑色箭头处）

亚甲蓝染色，将 0.5% 亚甲蓝溶液与 EDTA 全血以 1∶1 的比例混合，在室温下孵育 15 min，然后制备血涂片。

Ⅲ. 出现 Heinz 小体表明红细胞已暴露在强氧化剂中，这些氧化剂既可以是内源性化合物，也可以是外源性。在猫中，通常高达 5% 的循环红细胞中含有 Heinz 小体。猫体内 Heinz 小体的低水平存在可能是由于猫血红蛋白中含有 8 个高活性巯基，而犬血红蛋白中只有 4 个活性较低的巯基。这些高活性巯基使猫血红蛋白相对更易受到正常生理过程中的氧化损伤，并且在强氧化剂存在时极易氧化变性。

红细胞的氧化损伤可通过多种机制导致贫血。血影细胞可能继发于 Heinz 小体的形成，因为与膜相关的 Heinz 小体削弱了膜的完整性，增加了硬度。这些变化阻碍红细胞在流经小动脉或毛细血管时变形，这可能导致红细胞溶解。氧化反应可以将血红蛋白铁从功能性亚（Fe^{2+}）转化为非功能性高（Fe^{3+}），生成不能携带分子氧的高铁血红蛋白。累积起来，这些病理变化可能导致血管内和（或）血管外溶血性贫血，通常被称"Heinz 小体性贫血"。在该特殊病例中，该猫的 Heinz 小体性贫血被怀疑继发于糖尿病酮症酸中毒。

Ⅳ. 除了 Heinz 小体和血影细胞外，氧化性红细胞损伤还会产生偏心红细胞和裂红细胞。当质膜相对的两个侧面被氧化融合在一起时，就形成了偏心红细胞。这种膜融合将红细胞血红蛋白转移到细胞的另一侧，在红细胞中形成一个新月形的清除区。裂红细胞碎片可能是血管内受损红细胞溶解所致。在某些情况下，也可发现游离 Heinz 小体。血涂片也可以观察到红细胞再生的证据，如多染性红细胞和有核红细胞数量增加。

Ⅴ. 红细胞氧化损伤可能是由于暴露于一系列外源性毒素、内源性化合物和代谢性疾病。据报道，在猫中，Heinz 小体的形成继发于给药或摄入对乙酰氨基酚、丙二醇、异丙酚、非那吡啶、苯佐卡因、亚甲蓝和葱属植物产（如大蒜粉）。在患有慢性肾功能不全和糖尿病酮症酸中毒的猫和犬中也可观察到 Heinz 小体。在这些情况下，血浆尿酸和酮酸的积累可能是红细胞氧化损伤的原因之一。Heinz 小体和偏心红细胞在患淋巴瘤的犬和猫以及甲状腺功能亢进的患猫中也有记载。

病例 7　病例 8

病例 7：问题　你正在评估一只有多饮 / 多尿症状的 10 岁去势雄性边境牧羊犬。常规生化检查的实验室检查报告中 SDMA 值为 17 μg/d（参考范围：0 ~ 14 μg/dL）。该犬的 BUN 和肌酐数值均在实验室的参考范围内，但均处于参考范围内的较高水平。

Ⅰ. 缩写 SDMA 指的是什么？

Ⅱ. 如何判读这些结果？

Ⅲ. 如何进一步评估该犬？

病例 7：回答　Ⅰ. SDMA 是对二甲基精氨酸（Symmetric DiMethylArginin）的首字母缩写，它是蛋白质中精氨酸残基甲基化的代谢副产物。SDMA 几乎完全经肾排泄，无肾小管重吸收。与肌酐相比，SDMA 更不易受肌肉质量、年龄和疾病阶段的影响。

Ⅱ. SDMA 略高于实验室参考范围，存在多饮 / 多尿的病史，并且 BUN 与肌酐的数值处于正常高限，因此，临床上怀疑肾功能不全。

Ⅲ. 考虑到该犬的病史和临床症状，需要进行尿常规检查。即使 SDMA 在参考范围内，情况仍然如此。鉴于此处记录的 SDMA 升高和一致的临床症状，有必要对该犬的肾脏疾病进行国际肾脏兴趣协会（International Renal Interest Society，IRIS）分期。在这个阶段，完成犬的分期所需的其他测试包括血压测量、尿沉渣检查，如果沉渣呈阴性，还要检查尿蛋白 / 肌酐比值。

病例 8：问题　2 只犬的血象如表 8.1 所示。

表 8.1　2 只犬的血象

参数	A 犬	B 犬	参考范围
红细胞 /（×10^{12}/L）	3.6	1.9	5.5 ~ 8.5
Hb/（g/L）	95	2.4	120 ~ 180
血细胞比容（hematocrit, Hct）/%	22	15	37 ~ 55
RDW/%	11.9	22.5	11.6 ~ 14.8
MCV/fL	52	79.3	62 ~ 77
MCHC/（g/L）	280	295	320 ~ 360

Ⅰ. 这 2 只犬中哪一只犬的血象更符合失血后再生的特点，哪一只犬的血象符合缺铁性贫血？

Ⅱ. 比上述结果更具代表性的再生指标是什么？

Ⅲ. 在识别再生能力时，猫和犬有什么不同？

病例 8：回答　Ⅰ. B 犬的血象与失血后再生相符。注意 RDW 增加，表明红细胞大小的变异性大于正常值，而 MCV 略有增加，表明红细胞平均大小大于正常范围。RDW 和 MCV 的升高表明存在较大的、典型的年轻红细胞，这与预期的红细胞再生特征一致。

A 犬的血象显示为小细胞性、低色素性（MCV 和 MCHC 均低）贫血，无再生迹象（RDW 正常）。这种小细胞性低色素性贫血是缺铁性贫血的特征。

Ⅱ. 网织红细胞增多症（即循环网织红细胞增多）是红细胞再生的一种更具特异性和明确的指征。

Ⅲ. 在犬体内，所有网织红细胞都被合理地认为是未成熟至年轻的红细胞。在猫体内，可看到两种截然不同的网织红细胞：聚集型和点状型。只有聚集网织红细胞被视为是再生的证据，因为点状网织红细胞可以循环超过 7 天，因此，并不是最近红细胞释放到循环中的准确指征。

病例 9　病例 10

病例 9：问题　你正在评估一患病动物，主诉其精神萎靡和"情况不佳"。在常规血液生化检查中，你注意到患病动物患有氮质血症。

Ⅰ. 氮质血症有哪三大类别？列出可能导致每种类型的一些情况或疾病。

Ⅱ. 如何区分这几类氮质血症？还应该考虑哪种额外的诊断测试？

病例 9：回答　Ⅰ. 氮质血症分为肾前性、肾性和肾后性三大类。表 9.1 列出了可能导致上述每种类型的情况或疾病的示例。

表 9.1　肾前性、肾性和肾后性氮质血症的病因

肾前性氮质血症	肾性氮质血症	肾后性氮质血症
导致肾脏血流量减少的情况：	原发性肾脏疾病：	A. 尿路梗阻：
脱水	急性肾损伤	输尿管结石
低血容量	慢性肾功能不全	尿道结石
低血压	肾小球肾炎	输尿管或尿道肿瘤
充血性心力衰竭	肾盂肾炎	意外结扎输尿管
肾上腺皮质功能减退		B. 尿路破裂：
肾血管血栓形成		钝性腹部创伤
		膀胱撕裂伤（意外膀胱穿刺）
		继发于尿路梗阻
		输尿管撕脱（腹部创伤）

Ⅱ. 尿比重、血清 BUN/ 尿素：肌酐、腹水分析和影像诊断，尤其是腹部超声检查，都可能有助于对目前存在的氮质血症进行分类。对治疗的反应也可提供有用信息。

对于肾前性氮质血症，通常有足够的功能性肾脏组织可以浓缩尿液。肾前性氮质血症的患病动物通常少尿，产生的尿液充分浓缩，猫的尿比重 >1.035，犬的尿比重 >1.040。BUN：肌酐通常在肾前性氮质血症患病动物中升高，因为这两种物质的处理方式不同。如果及时发现并治疗，通常可以通过输液治疗迅速缓解肾前性氮质血症。

肾性氮质血症患病动物可能少尿、无尿或多尿。如果患病动物存在脱水，尿比重降至 1.007 ~ 1.029（犬）或 1.007 ~ 1.039（猫），那么最可能的病因是肾内疾病。随着肾功能不全的发展，肾脏可能失去浓缩和稀释功能，导致持续性等渗尿（尿比重 1.008 ~ 1.012）。

肾后性氮质血症的尿比重变化很大，因此，不能仅根据尿比重迅速诊断。通常情况下，该诊断应综合考虑病史（经常是外伤）、腹腔积液伴随肌酐升高和诊断影像学检查（见病例 97）。

病例 10：问题　图 10.1 显示了一只犬胃大弯的内窥镜视图。

　Ⅰ. 胃壁上可见的结构是什么？

　Ⅱ. 使用该设备的适应证有哪些？

　Ⅲ. 与鼻食管（naso-esophageal，NE）饲管相比，该设备的优缺点是什么？

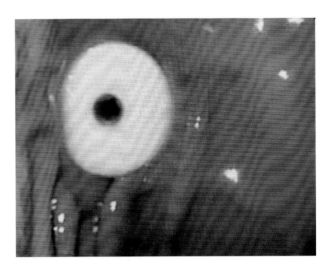

图 10.1　患犬内窥镜检查

病例 10：回答　Ⅰ. 这是经皮内镜胃造瘘管（或称 PEG 管）。

　Ⅱ. 这种导管对于治疗严重的食管疾病特别有用，如溃疡、狭窄和严重的食管黏膜损伤。PEG 管也可用于术后严重口腔损伤或食管动力明显异常（如食管扩张或食管憩室）的患病动物。虽然 PEG 管可以帮助食管运动障碍患病动物获得营养支持，但并不能降低这些患病动物发生吸入性肺炎的风险。

　Ⅲ. 与 NE 饲管相比，PEG 管的内径较大，拓宽了可饲喂的食物范围。PEG 管可以饲喂搅拌式罐头食品和少量水，使主人在家中喂养变得可行，而 NE 饲管只能饲喂特制的流质饮食。PEG 管可以保持较长时间（几个月或更长时间），而 NE 饲管基本上不可能长期维持。与 NE 饲管相比，PEG 管更昂贵，放置更具侵入性，需要更多的技术和设备支持。虽然 PEG 管插管失败罕见，但这可能导致食物意外进入腹腔，并发展为危及生命的腹膜炎。

病例 11

病例 11：问题　图 11.1 和图 11.2 显示了一只慢性便血和腹泻患犬结肠的荧光原位杂交（Fluorescence in situ hybridization, FISH）染色活检样本。FISH 染色使用的是真细菌 DNA 探针。

　Ⅰ. FISH 染色的活组织检查显示什么？

　Ⅱ. 哪种（哪些）品种的犬通常会受这种疾病的影响？

　Ⅲ. 如果确诊，有哪些治疗方案？

病例 11：回答　Ⅰ. FISH 染色突出了黏膜内细胞内存在的细菌（图 11.3 所示的红色 / 橙色结构）。在正常犬中，细菌仅存在于黏膜表面（图 11.4）。FISH 染色使用与特定 DNA 序列相互作用的荧光探针，真细菌探针与所有细菌类型和物种的 DNA 相互作用。用不同的蓝色荧光对宿主细胞细胞核染色。

　Ⅱ. 该 FISH 染色结果是拳师犬肉芽肿性结肠炎的特征。顾名思义，拳师犬是最常受到影响的品种，但在少量

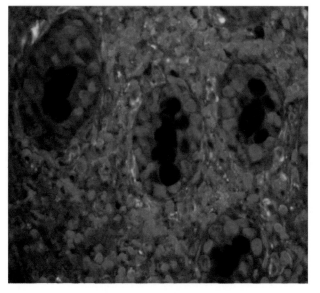

图 11.1　一只有慢性便血和腹泻的患犬结肠的 FISH 染色活
检图片

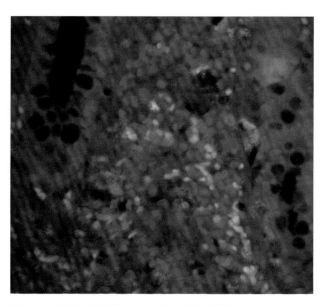

图 11.2　该患犬结肠的 FISH 染色活检图片

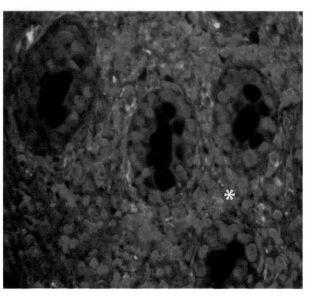

图 11.3　犬结肠样本的 FISH 染色显示结肠黏膜隐窝深处
有细胞内细菌（星号）

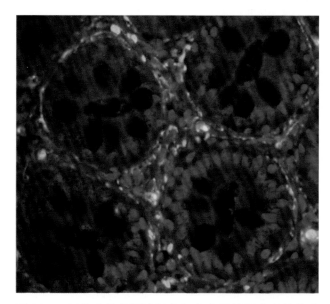

图 11.4　正常犬的结肠该细菌仅存在于结肠隐窝的管腔
内，不存在于细胞内

的法国斗牛犬中也报道了相同的病例。

　　Ⅲ. 侵入这些犬黏膜的特定微生物是一种大肠杆菌菌株。这种微生物对抗生素治疗很敏感，但选择的抗生素
需要达到在细胞内的有效浓度。根据经验，恩诺沙星已成功用于许多犬。这些病例中出现了对氟喹诺酮类药物的
耐药性，因此，建议进行微生物培养和药敏试验。

病例 12

　　病例 12：问题　　一只 7 岁绝育雌性英国斗牛㹴犬有夜间急性呕吐和嗜睡病史。该犬接种过最新的疫苗，在
夜间呕吐了至少 4 次，且厌食。体格检查发现黄疸。主诉该犬曾几次在花园里挖掘和吃垃圾后患胃肠炎。相关的
临床生化结果如表 12.1 所示。

表 12.1　患犬生化检查结果

分析物	SI 单位		常规单位	
	结果	参考范围	结果	参考范围
BUN/ 尿素	9 μmol/L	2.5 ～ 9 μmol/L	25.2 mg/dL	7 ～ 25.2 mg/dL
肌酐	110 μmol/L	48 ～ 109 μmol/L	1.2 mg/dL	0.5 ～ 1.2 mg/dL
胆固醇	10.8 mmol/L	3.27 ～ 9.82 mmol/L	415.4 mg/dL	125.8 ～ 377.7 mg/dL
总蛋白	49 g/L	54 ～ 74 g/L	4.9 g/dL	5.4 ～ 7.4 g/dL
白蛋白	31 g/L	33 ～ 44 g/L	3.1 g/dL	3.3 ～ 4.4 g/dL
总胆红素	18 μmol/L	1 ～ 3 μmol/L	1.1 mg/dL	0.1 ～ 0.2 mg/dL
肌酸激酶	467 U/L	0 ～ 385 U/L		
碱性磷酸酶	1944 U/L	0 ～ 87 U/L		
ALT	9378 U/L	0 ～ 88 U/L		
天冬氨酸转氨酶（aspartate aminotransferase，AST）	11 973 U/L	0 ～ 51 U/L		
Na^+	151 mmol/L（mEq/dL）	141 ～ 153 mmol/L（mEq/dL）		
K^+	3.8 mmol/L（mEq/dL）	4 ～ 5.4 mmol/L（mEq/dL）		
钙	2.6 mmol/L	2.08 ～ 2.82 mmol/L	10.42 mg/dL	8.34 ～ 11.3 mg/dL
磷	1.25 mmol/L	0.92 ～ 1.82 mmol/L	3.87 mg/dL	2.85 ～ 5.63 mg/dL

Ⅰ. 如何判读所提供的生化结果？考虑哪些鉴别诊断？

Ⅱ. 犬血清 ALT 半衰期是多少？这与猫有什么不同？

Ⅲ. 黄疸发生的三种基本机制是什么？该病例中，你认为哪种最主要？

病例 12：回答　Ⅰ. AST、ALT、碱性磷酸酶活性和总胆红素浓度显著升高。肌酸激酶活性和胆固醇浓度略微升高，总蛋白和白蛋白降低。这些结果与重度急性肝病（炎症或坏死性炎症）相符。当 ALT、AST、碱性磷酸酶均发生改变时，细胞渗漏酶（ALT、AST）的相对变化大于胆汁淤积标记物碱性磷酸酶，提示肝细胞坏死和炎症是主要的损伤。在该病例中胆汁淤积更可能继发于肝脏损伤。总蛋白和白蛋白的轻微下降可能提示肝功能不全（白蛋白合成能力的丧失），但白蛋白也是犬的一种负性急性期蛋白，当肝脏的合成活性被转移到其他急性期蛋白时，面对严重炎症疾病往往会显示下降。

AST 活性是指肝酶活性中对急性肝细胞损伤最敏感，但不如 ALT 特异性高，因为肌肉中也含有大量的 AST，因此，急性肌肉损伤也会导致 AST 活性升高。在该病例中，肌酸激酶活性仅轻度升高，AST 活性显著升高，其他肝损伤标志物（ALT、总胆红素）发生改变，使肌肉损伤不太可能成为 AST 活性升高的原因。

犬急性肝损伤的鉴别诊断包括感染性病因（细菌、病毒）、肝坏死（血栓形成）、毒素暴露、严重腹部创伤和肝毒性药物的使用。考虑到该犬的病史，最可能的病因是毒素暴露和感染性（细菌）。该犬无接触毒物或腹部外伤的病史，其接种了针对犬腺病毒 1 型的疫苗。鉴于吃垃圾后有胃肠道症状的病史，最有可能的诊断是接触发霉的花园垃圾或变质食物中的毒素，但现阶段不能排除急性细菌性肝炎，可适当进行细菌性肝炎的经验性治疗。

Ⅱ. 犬的血清 ALT 半衰期约为 60 h（2.5 天），而猫的 ALT 半衰期很短（不到 24 h，据一些报道是 3 ～ 4 h）。

这意味着猫的血清 ALT 活性恢复正常的速度比犬快。

Ⅲ.一般来说，导致黄疸的 3 种机制是：①肝前性，通常是由于过度溶血；②肝性，由于肝细胞功能丧失；③肝后性或梗阻性，由于胆汁流出物的机械性梗阻。在该犬中，肝性黄疸是胆红素升高最可能的原因。有一些证据表明存在胆汁淤积，鉴于碱性磷酸酶活性升高，这种胆汁淤积更有可能是功能性的（即"脓毒症胆汁淤积"），而不是由于机械性梗阻。

病例 13

病例 13：问题　你已诊断出一只成年犬患有慢性肠病，其临床症状是超过 6 周的小肠性腹泻、食欲不振和体重减轻。常规的临床生化、CBC 和粪便寄生虫学检查并无显著异常，体格检查无异常。犬主人财力有限，不希望在没有充分理由的情况下继续进行高级诊断，如超声检查或内窥镜检查伴肠道活检。你将如何处理此病例？

病例 13：回答　慢性肠病是一种临床诊断，但不提示任何特定的病因。当主人的资金有限，重要的是能够令人信服地证明任何进一步干预措施的合理性。在这种情况下，进一步的潜在诊断和治疗效果至关重要。

通过诊断成像获得诊断结果的可能性非常低，而这些具体的结果会改变治疗计划。如果可触摸到肿物或肠道特征性改变，影像学（特别是腹部超声检查）的诊断率会更高，而且这种方式更容易被证明。

引起犬慢性肠病症状的潜在病因有很多，但许多潜在病因相对少见。在这个阶段，需要合理排除因寄生虫感染所致的可能性。该犬其他重要的鉴别诊断（无特定顺序）如下。

- 食物过敏性肠病（Food-responsive enteropathy，FRE）
- 抗生素过敏性腹泻（Antibiotic-responsive diarrhea，ARD）
- 特发性炎症性肠病（Idiopathic inflammatory bowel disease，IBD）
- 胰腺外分泌功能不全（Exocrine Pancreatic insufficiency，EPI）

根据目前的临床结果，其他鉴别诊断（如肠道肿瘤和其他与慢性体重减轻相关的疾病）的可能性小。

从获得诊断的角度来看，测定该患犬胰蛋白酶样免疫反应（Trypsin-like immunoreactivity，TLI）、钴胺素和叶酸。TLI 浓度正常表明临床症状不是由 EPI 引起。钴胺素不足也是一个重要发现，因为在其他所有鉴别诊断中，这被认为是治疗效果的预后不良因素，并可通过该测试确定患犬是否需要补充钴胺素。

FRE 是这些病例中经常被忽视的重要鉴别。假设 TLI 的测量排除了 EPI，则建议进行低过敏性或新蛋白来源的饮食试验，重要的是要向动物主人强调必须严格遵守此饮食试验。理想情况下，试验应该至少持续 4 周，但在许多情况下，FRE 患病动物在 14 天内就会看到显著改善。

食物试验失败后再开始进行为期几周的抗生素治疗试验（通常推荐使用泰乐菌素）。由于抗生素对肠道微生物的影响，许多 FRE 患犬对抗生素治疗表现出一定的治疗效果，但最好避免不必要的抗生素治疗。在开始治疗后几天内临床症状迅速消失将支持 ARD 的诊断。这也意味着抗生素治疗将是该犬长期管理的一个重要因素。

进行食物和抗生素试验失败的动物极可能患有特发性炎症性肠病。此时，如果没有进一步诊断研究的前景，可适当地尝试用抗炎剂量的糖皮质激素进行治疗。

病例 14　病例 15

病例 14：问题　一只 6 岁已绝育的雌性魏玛猎犬（图 14.1）因慢性小肠性腹泻、轻度体重减轻和多变的食欲（通常较差）被临床诊断为炎症性肠病，没有进行其他诊断测试。过去 6 周，患犬每天口服 2 mg/kg 强的松龙。由于该犬体重持续显著减轻，其主人向你征求其他治疗建议。

Ⅰ.有哪些可能性来解释体重持续减轻？

Ⅱ.高剂量糖皮质激素疗法有哪些常见的副作用？

Ⅲ.如何治疗该病例？

病例 14：回答　Ⅰ.鉴于单纯基于病史和就诊主诉进行诊断，该患犬被误诊的可能性非常大。应考虑其他与体重显著减轻相关的疾病，如肿瘤（尤其是小肠，鉴于患犬有腹泻病史）、终末期肾病、蛋白丢失性肠病和肾病。该犬长期接受高剂量的糖皮质激素，肌肉质量下降是长期服用高剂量糖皮质激素公认的副作用。

Ⅱ.随着肌肉质量下降，犬长期高剂量糖皮质激素治疗的常见副作用包括多饮 / 多尿、贪食症、呼吸急促、睡眠障碍、肝肿大、皮肤变薄、腹部下垂（由于肝肿大和腹直肌张力丧失），以及 ALP 活性升高。

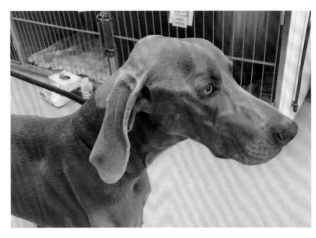

图 14.1　一只临床症状为慢性小肠腹泻、轻度体重减轻和多变食欲（通常较差）的 6 岁绝育雌性魏玛猎犬

Ⅲ.在该患犬中获得准确的诊断至关重要，至少应进行筛查、生化检测、粪便寄生虫筛查和全面尿检，建议进行影像检查。对该病例最有效的成像方式是腹部超声检查或 CT 和胸部 X 线摄影。应测量血清中 B 族维生素的浓度，特别是钴胺素（维生素 B_{12}）和叶酸 / 叶酸盐（维生素 B_9）的浓度，如果维生素缺乏，应补充相应的维生素。尤其是钴胺素缺乏与慢性肠病治疗的疗效不佳有关，这是一个预后不良的因素。

如果使用上述步骤未获得其他诊断结果，有必要进行胃肠道活检。在活检之前，需要逐步减少糖皮质激素剂量，以最大限度地减少伤口愈合时出现并发症的风险。逐步减少糖皮质激素剂量对于避免医源性肾上腺皮质功能减退十分重要。

假设该患犬最终诊断为特发性炎症性肠病，则应探索其他治疗方案，以减少糖皮质激素剂量。可能的二线疗法是给予环孢素、苯丁酸氮芥和硫唑嘌呤。

病例 15：问题　一只边境㹴犬因流涎和食欲不振被带来就诊。这些症状是该犬主人在收容所接它时注意到的。在体格检查时，犬对面部和口鼻区域触诊敏感。对犬进行麻醉，以便进行更全面的口腔检查（图 15.1）。

Ⅰ.对于这些病变的病因，你考虑的鉴别诊断有哪些？

Ⅱ.如果该犬是被电伤的，还可以观察到哪些其他的临床症状和变化？

Ⅲ.你打算如何护理 / 治疗该犬？

病例 15：回答　Ⅰ.该犬出现明显的舌和口腔黏膜溃疡。形成这种溃疡的潜在病因包括接触腐蚀性物

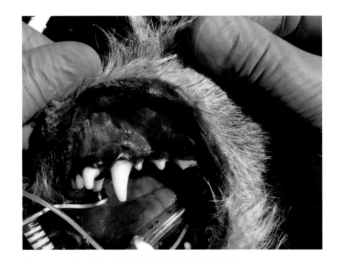

图 15.1　正对被麻醉边境㹴犬进行口腔检查

质、尿毒症性口炎、自身免疫性疾病（如系统性红斑狼疮、大疱性类天疱疮和中毒性表皮坏死松解症），其他潜在病因是局部烧伤、触电和念珠菌感染。

Ⅱ.动物在触电后（如咀嚼电线）通常会表现出与非心源性肺水肿相关的精神状态改变和呼吸困难，病变通常比图 15.1 的斑片状更呈线形分布。

Ⅲ.临床生化检查结果并无明显变化，排除了尿毒症性口炎。仔细询问收容所工作人员后发现，该犬曾接触一种稀释不当的清洁剂，导致腐蚀性口腔炎。对该犬采用麻醉止痛药物组合管理、用口腔洗必泰冲洗局部病灶，并放置食道造口管作为营养支持。

病例 16：问题　一只 6 岁去势雄性缅因猫出现严重的呼吸困难。通过检查得到 2 张胸片，显示有明显的胸腔积液。胸腔穿刺抽出约 250 mL 的液体（图 16.1）。经分析，该液体的有核细胞总数为 3600 个 /μL，折射仪测得的总蛋白含量为 4.9 g/dL。图 16.2 显示液体的细胞学特征。

Ⅰ. 如何描述这种积液的特征？

Ⅱ. 鉴于液体的总量和细胞学特征，该液体属于哪种特殊类型的积液？

Ⅲ. 可进行哪些生化分析来确认此种积液的存在？

Ⅳ. 在猫中，哪些疾病过程最常与这种积液类型的发展相关？

病例 16：回答　Ⅰ. 三种主要积液类型为纯漏出液、改良性漏出液和渗出液。如果有核细胞总数 <1000 个 /μL，总蛋白 <25 g/L（2.5 mg/dL），则液体被归类为纯漏出液。改良性漏出液的特征是有核细胞总数为 1000 ~ 5000 个 /μL，总蛋白 >25 g/L。改良性漏出液可通过多种病理生理机制表现出来，因此，与多种疾病有关。有核细胞总数 >5000 个 /μL 和总蛋白 >25 g/L 为渗出液。

一些积液可能不在该分类标准范围内或表现多变。例如，乳糜腹或腹腔积尿的有核细胞总数和总蛋白根据情况可能属于改良性漏出液或渗出液。有些积液未按该分类系统进行分类，如腹腔积血或血胸，但很容易通过外观和细胞结构辨别。

该病例积液的有核细胞总数和总蛋白与改良性漏出液一致。

Ⅱ. 大体上，这种液体外观呈乳白色和粉红色。细胞学上以淋巴细胞为主。大多数淋巴细胞为小淋巴细胞，也有少量中等大小的淋巴细胞。液体的总量和细胞学特征与乳糜性胸腔积液（乳糜胸）最相符。

Ⅲ. 乳糜腔积液是由胸、腹或肠系膜淋巴结构渗漏的乳糜所致。乳糜由来自肠系膜的淋巴液和食物来源的脂质成分组成。通过比较积液和血清中甘油三酯的浓度，确定是否有乳糜积液渗出。如果积液中的甘油三酯浓度至少是血清甘油三酯浓度的 2 倍，则该液体被认为是乳糜积液。

如果用折射仪测量，乳糜积液中丰富的脂质会人为地增加液体的总蛋白。因此，根据脂质含量，乳糜积液的总蛋白测量值差异很大，其变化范围为 3 ~ 7 mg/dL。

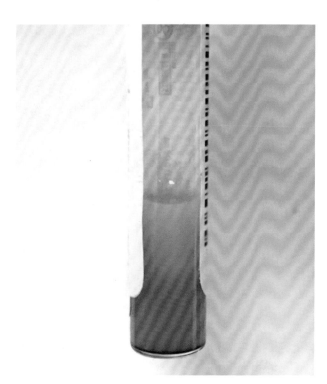

图 16.1　胸腔穿刺液体

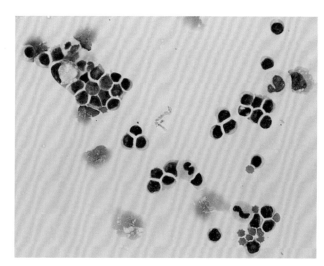

图 16.2　穿刺液体细胞学检查图像

Ⅳ.猫胸腔积液中乳糜胸的发病率占30%。猫的乳糜积液最常发生在静脉静水压升高的情况下，尤其是前腔静脉或相关的引流大静脉。猫乳糜胸的主要鉴别诊断是继发于肥厚型心肌病的充血性心力衰竭。此外，颅侧纵隔肿瘤（如胸腺瘤、淋巴瘤或甲状腺肿瘤）、心包积液、膈疝或心丝虫可导致静脉静水压升高，并继发乳糜积液。据报道，猫乳糜胸也可以继发于胸部创伤和胸腔内手术，可为特发性。在该特殊病例中，超声心动图显示肥厚型心肌病，这是缅因库恩猫的一种常见心脏病。

病例 17　病例 18　病例 19

病例 17：问题　图 17.1 显示了一只犬的中颈区，恰好在中线右侧。

　Ⅰ.预判该犬的哪种激素异常？

　Ⅱ.你认为在该犬中会观察到哪些电解质异常？

　Ⅲ.该内分泌疾病最常见的临床症状是什么？

病例 17：回答　Ⅰ.图 17.1 显示右侧甲状腺内存在一个离散的低回声结节，与甲状旁腺腺瘤超声诊断特征相符。推测甲状旁腺激素浓度会出现异常。

　Ⅱ.甲状旁腺激素（parathyroid hormone，PTH）是钙稳态的主要调节因子。PTH 促进骨动员，减少肾钙排泄，因此，该犬的预期异常是高钙血症。该患犬的总钙为 3.32 mmol/L（13.3 mg/dL），实验室的上限参考值为 3 mmol/L（9.3 mg/dL）。游离钙为 1.63 mmol/L（1.25 ~ 1.45 mmol/L）。

　Ⅲ.甲状旁腺功能亢进最常见的临床症状为多饮／多尿、嗜睡、乏力、厌食和与草酸钙尿石症相关的下泌尿道症状。从本质上讲，这些异常都归因于存在持续性高钙血症。

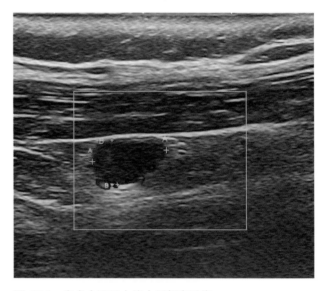

图 17.1　患犬中颈区中线右侧超声图像

病例 18：问题　一只 6 岁未绝育雌性拉布拉多寻回猎犬的外阴部有一个突出的软组织肿物（图 18.1）。

　Ⅰ.你会给出什么诊断？

　Ⅱ.该犬最可能处于发情周期的哪个阶段？

　Ⅲ.这种情况可能会出现什么并发症？

　Ⅳ.主人不想饲养该犬。你的治疗建议是什么？

病例 18：回答　Ⅰ.该犬表现为阴道增生。在雌激素的影响下，阴道底扩大，并通过外阴突出。这种情况有少量的鉴别诊断。阴道壁肿瘤（平滑肌瘤、平滑肌肉瘤）有可能以这种方式出现，但并不常见。子

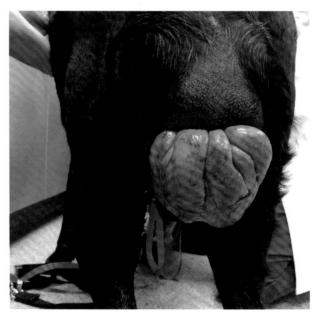

图 18.1　患犬外阴部外观

宫脱垂可能看起来与此病变相似，但子宫脱垂通常发生在产后。

　Ⅱ.该犬很可能处于发情前期或发情期。雌激素介导的阴道底部黏膜增生导致这种情况发生。随着犬进入发情间期，这种情况会迅速缓解。

　Ⅲ.在育种犬中，交配和引入可能会受到阻碍，也可能会发生尿道压迫所致的尿路梗阻，但并不常见。如果

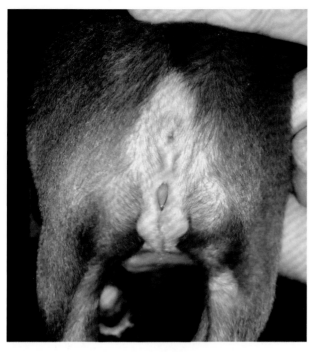

图 19.1 患犬的肛门、会阴和外阴的组成结构特征

出现尿路梗阻，应进行导尿处理。如果当前发情期需要繁殖，可能需要人工授精。

Ⅳ. 手术绝育（去除卵巢）将迅速解决目前的情况，并通过去除性腺雌激素来防止复发。

病例 19：问题　一只 6 周龄的波士顿狸犬正准备接种疫苗。主诉他们从未见过该幼犬排便，而且母犬在窝中舔该犬比舔其他犬的次数更多。图 19.1 显示了该幼犬的肛门、会阴和外阴的组成结构。

Ⅰ. 肛门闭锁的四种不同类型是什么？

Ⅱ. 哪些品种（如果有的话）易患肛门闭锁？

Ⅲ. 该幼犬最有可能存在其他哪些解剖结构异常？

病例 19：回答　Ⅰ. 有四种不同类型的解剖结构异常可导致肛门闭锁，Ⅰ~Ⅳ型。

Ⅰ 型肛门闭锁是指先天性远端直肠 / 肛门狭窄，但仍有一腔未闭，肛门并非闭锁。

Ⅱ 型和Ⅲ型肛门闭锁均以肛门闭锁和直肠盲袋为特征。Ⅱ型肛门闭锁直肠盲袋距肛门 <1.5 cm，Ⅲ型肛门闭锁直肠盲袋距肛门 >1.5 cm。图 19.2 中的幼犬患有Ⅱ型肛门闭锁。

Ⅳ 型肛门闭锁罕见，特征为具有正常的远端直肠和肛门解剖结构，但无法与更远的直肠盲袋连通。

Ⅱ. 波士顿狸犬和迷你 / 玩具贵宾犬品种更加易感，其他品种偶尔也会发生。母犬患病的比例似乎比较高。这是一种罕见的疾病。

Ⅲ. 鉴于幼犬未表现出腹胀或发育不良，粪便必定能够以某种方式排出大肠。幼犬很可能患有直肠阴道瘘或直肠前庭瘘，使得粪便通过阴道排出。此疾病常见于母犬的肛门闭锁，由于直肠阴道瘘提供了一种雄性幼犬无法获得的粪便排泄方法，这解释了为什么母犬患该病的比例更高。

病例 20

病例 20：问题　一只老年犬存在 ALT 活性长期升高的病史。该犬因出现异常行为（包括转圈、漫无目的地游荡和随意地吠叫）被带来就诊。因怀疑其是肝性脑病发作，采集血样做临床生化检查，结果如表 20.1 所示。

表 20.1　患犬生化检查结果

分析物	SI 单位		常规单位	
	结果	参考范围	结果	参考范围
BUN	2.2 μmol/L	3.6 ~ 11.4 μmol/L	6.2 mg/dL	10.1 ~ 31.9 mg/dL
肌酐	88 μmol/L	53 ~ 123 μmol/L	1 mg/dL	0.6 ~ 1.4 mg/dL
葡萄糖	2.8 mmol/L	3.9 ~ 6.9 mmol/L	50.9 mg/dL	70 ~ 125.5 mg/dL
胆固醇	2 mmol/L	3 ~ 9 mmol/L	76.9 mg/dL	115.4 ~ 346.2 mg/dL
总蛋白	60 g/L	52 ~ 75 g/L	6 g/dL	5.2 ~ 7.5 g/dL

分析物	SI 单位		常规单位	
	结果	参考范围	结果	参考范围
白蛋白	22 g/L	26 ~ 44 g/L	2.2 g/dL	2.6 ~ 4.4 g/dL
总胆红素	8 μmol/L	0 ~ 6 μmol/L	0.5 mg/dL	0 ~ 0.4 mg/dL
肌酸激酶	469 U/L	0 ~ 609 U/L	469 U/L	0 ~ 609 U/L
碱性磷酸酶	9 U/L	0 ~ 185 U/L	9 U/L	0 ~ 185 U/L
ALT	80 U/L	0 ~ 75 U/L	80 U/L	0 ~ 75 U/L

Ⅰ. 临床生化检查数据中哪些参数是肝功能合理的标志物？为什么它们是肝功能的标志物？

Ⅱ. 鉴于该犬的病史，你如何解释相对不显著的肝酶活性？

Ⅲ. 应采取哪些其他的诊断步骤来确认你临床诊断的肝性脑病？

病例 20：回答　Ⅰ. 血糖、白蛋白、胆固醇和 BUN 浓度都是肝功能合理的标志物。这些化合物均由肝细胞合成，因此，肝脏功能性质量的减少会导致这些化合物浓度降低。虽然这些化合物是支持临床怀疑肝功能衰竭合理的标志物，但无论这些结果是单独还是联合异常，都不是肝功能衰竭的特异性指标。

Ⅱ. ALT 是一种胞内酶，通过"渗漏"从受损的肝细胞中释放出来。ALT 活性升高与肝脏炎症性疾病或坏死性炎症性疾病的存在相符。随着肝病的进展，肝细胞质量的丧失意味着可供渗漏的酶明显减少，从而使血清渗漏酶的活性接近或在参考范围内。

Ⅲ. 考虑诊断影像（超声检查）和肝脏活检，以更确切地诊断潜在的肝脏疾病。可以通过测量基础氨浓度、氨耐受试验或餐前和餐后胆汁酸试验来进行特定的肝功能检查。单独的静息胆汁酸浓度是非特异性的，因为胃肠道疾病和肠道微生态失调也可能与静息胆汁酸浓度过高有关。氨试验更为准确，但血样中氨的高度不稳定性使这些测试的准确执行更加困难。

病例 21　病例 22

病例 21：问题　Chubby 是一只 12 岁绝育雌性混种犬，因渐进性脱毛、体重增加和嗜睡被送来就诊。Chubby 唯一相关的病史是它患有复杂性尿路感染，过去 4 个月一直使用磺胺甲氧苄氨嘧啶治疗（图 21.1）。体格检查发现其毛色暗淡，伴有非瘙痒性双侧脱毛和尾巴色素沉着过度。其体况评分为 8/9。相关的血常规和生化检查结果如表 21.1 所示。

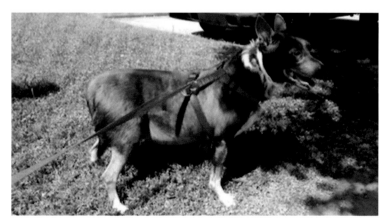

图 21.1　12 岁绝育雌性混种犬，有复杂性尿路感染病史

表 21.1　患犬血常规和生化检查结果

分析物	结果	参考范围
Hct	35%	41% ~ 60%
网织红细胞绝对计数	$10 \times 10^3 / \mu L$	$12.5 \times 10^3 \sim 93 \times 10^3 / \mu L$
总蛋白	6.8 g/dL	5.4 ~ 6.8 g/dL
胆固醇	450 mg/dL	130 ~ 354 mg/dL

Ⅰ.最合适的下一步诊断步骤是什么？

Ⅱ.推荐的诊断测试对该犬可能患有疾病的敏感性和特异性是什么？

Ⅲ.该犬的疾病最可能的病因是什么？你会提出什么治疗建议？

病例 21：回答　Ⅰ.根据病史和体格检查发现患犬嗜睡、非瘙痒性脱毛、体重增加、非再生性贫血和高胆固醇血症，应进行基线甲状腺检查，包括 FT4 和 cTSH。

Ⅱ.FT4 和 cTSH 的敏感性和特异性分别约为 74% 和 98%。

Ⅲ.磺胺类药物是少数几类可导致可逆性甲状腺功能减退的药物之一。犬似乎没有任何诱发甲状腺功能减退的因素（如易患的品种、中老年）。因此，磺胺甲氧苄氨嘧啶极有可能是导致该犬甲状腺功能减退的原因。建议暂时使用 L- 甲状腺素治疗甲状腺功能减退，直到磺胺甲氧苄氨嘧啶停药且甲状腺功能减退的临床症状消失为止。

病例 22：问题　一只 1 岁绝育母犬表现出明显的反应迟钝和虚弱。静脉血气分析结果如表 22.1 所示。

表 22.1　患犬静脉血气分析结果

分析物	结果	参考范围
氯	113.0 mmol/L	109 ~ 122 mmol/L
钾	4.9 mmol/L	3.5 ~ 5.8 mmol/L
钠	152 mmol/L	144 ~ 160 mmol/L
pH 值	7.2	7.31 ~ 7.42
tCO_2	14.9 mmol/L	21 ~ 31 mmol/L
HCO_3^-	13.7 mmol/L	20 ~ 29 mmol/L
阴离子间隙	31 mmol/L	17 ~ 27 mmol/L

Ⅰ.如何判读这些血气 / 电解质值？

Ⅱ.在患病动物中患高阴离子间隙代谢性酸中毒的常见原因有哪些？

Ⅲ.该犬患有糖尿病酮症酸中毒，用晶体液适当补充容量后，开始用胰岛素和葡萄糖静脉 CRI 进行治疗。你应该密切监测上面列出的哪些电解质？为什么？

病例 22：回答　Ⅰ.该犬为酸血症（pH 值 7.2），HCO_3^-/tCO_2 降低，表明存在代谢性酸中毒。阴离子间隙升高，诊断为高阴离子间隙代谢性酸中毒。

Ⅱ.高阴离子间隙表明循环中存在不含氯作为阴离子的酸性化合物。因此，存在阴离子间隙，没有测量到足够的氯离子来保持总体的电中性。通常，高阴离子间隙是由于循环中存在有机酸。传统上，助记符号 MUDPILES

已被认为导致人类患者和患病动物阴离子间隙升高的原因。

    M　甲醇（Methanol）

    U　尿毒症（Uremia）

    D　糖尿病酮症酸中毒（Diabetic ketoacidosis）（但酮症酸中毒也可由饥饿引起）

    P　扑热息痛/对乙酰氨基酚（Paracetamol/acetaminophen）

    I　铁/先天代谢问题（Iron/inborn errors of metabolism）

    L　乳酸酸中毒（Lactic acidosis）

    E　乙二醇或乙醇（Ethylene glycol or ethanol）

    S　水杨酸盐（Salicyclates）

其中一些病因在伴侣动物中极不可能发生，因此尿毒症、糖尿病酮症酸中毒、乳酸酸中毒和乙二醇中毒成为患病动物高阴离子间隙代谢性酸中毒的最常见病因。

Ⅲ. 在列出的电解质中，对接受胰岛素治疗的糖尿病酮症酸中毒患病动物来说，钾最有可能发生显著且可能危及生命的变化。钾含量的快速下降是由于胰岛素依赖的 Na^+/K^+–ATPase 泵的活性增加，这些泵将钾从细胞外空间转移到细胞内空间，可能导致严重的低钾血症。

病例 23　病例 24

病例 23：问题　几个月来，你一直在治疗一只慢性肾功能不全/肾功能衰竭患犬。该犬因多次癫痫发作被紧急带来就诊。体格检查时，犬明显反应迟钝，并有前庭症状。测量犬的血压（示波仪），确定血压为 205/145 mmHg。

Ⅰ. 高血压危象判断标准是什么？

Ⅱ. 如何治疗该犬？

Ⅲ. 如果没有靶器官损伤的证据，你的治疗计划会有什么不同？

病例 23：回答　Ⅰ. 患有严重高血压（≥ 180/120 mmHg）和靶器官损伤的动物被认为处于高血压危象中。终末器官损伤可能表现为中枢神经系统症状（见于该病例）、急性视网膜脱离/前房积血、充血性心力衰竭的急性恶化或肾功能不全/肾功能衰竭的快速进展。

Ⅱ. 高血压危象患病动物的治疗目的是在数小时内降低血压。在犬中，初始治疗是口服或注射血管紧张素转换酶抑制剂和钙离子通道阻滞剂。必要时可使用直接血管扩张剂，如肼苯哒嗪、硝普钠或局部用硝酸甘油，迅速降低血压。

Ⅲ. 如果最初检测到血压升高时未发现明显的终末器官损伤，应在一周后重新测量血压以记录高血压是否持续。如果重度高血压持续存在，则应该开始降压治疗。在犬上，最常见的首选药物是血管紧张素转换酶抑制剂。大约一周后应该重新检查血压，如果收缩压继续保持在 ≥ 150/95 mmHg，应添加第二种药物，通常是钙离子通道阻滞剂。治疗的目标是将血压降至 150/95 mmHg 以下，尽可能减少终末器官损伤的风险。

病例 24：问题　你正在护理一只肝酶活性升高的犬，最明显的是 ALT 为 345 IU/L（参考范围：0～80 IU/L）。肝活检显示肝细胞内有铜积聚（图 24.1）。

Ⅰ. 哪些犬种最常受到肝铜蓄积障碍的影响？

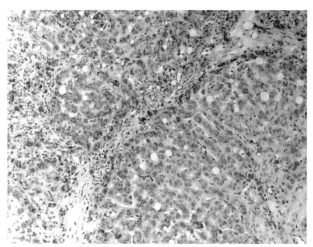

图 24.1　铜蓄积性肝病患犬的肝活检组织中铜染色的组织学表现。该犬的定量铜值是 8264 ppm

（图片由 Bob Sherding 博士提供。）

Ⅱ.肝铜蓄积是如何记录的?

Ⅲ.如何治疗肝铜蓄积?

病例 24:回答　Ⅰ.易发生肝铜蓄积的犬种中,最著名的是贝灵顿㹴犬。由于认识到潜在的遗传缺陷和测试导向的育种计划,这正成为一种不太常见的诊断方法。其他容易患肝铜蓄积的品种包括拉布拉多寻回猎犬、西高地白㹴犬、斯凯㹴犬、杜宾犬和大麦町犬。任何品种的犬都可能受影响。

Ⅱ.对肝活检样本使用基于罗丹宁的特异性染色可以获得肝铜蓄积的定性评估(图 24.1)。肝铜含量的定量测定需要更专业的测量技术。在开始铜螯合疗法之前,应进行定量铜测定。

Ⅲ.肝铜浓度 ≥ 1500 ppm(ppm=10^{-6})的犬,强烈建议使用 D– 青霉胺(10 ～ 15 mg/kg,PO,每天 2 次)进行铜螯合治疗。治疗时间可以延长(6 个月或更长时间),以将肝脏铜含量降低到可接受的水平(正常犬肝含铜 400 ppm 或更少)。通过重复肝活检和定量铜测定监测螯合疗法的效果。

饮食控制是螯合疗法有用的辅助疗法,如饲喂含铜量特别低的饮食(大多数是"肝脏处方粮")和补充锌。

病例 25

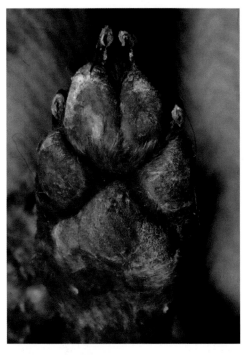

图 25.1　患犬足垫外观

病例 25:问题　一只 8 岁绝育雌性腊肠犬因足部脱毛、舔舐脚趾和嗜睡被带来就诊。在体格检查中,注意到其足垫有明显的角化过度和裂缝(图 25.1)。皮肤损伤表现为明显的外周发红。

Ⅰ.什么是肝皮综合征?犬的这种皮肤病变与哪些类肿瘤性内分泌病有关?

Ⅱ.此激素来源于哪种细胞?

Ⅲ.患有这种综合征的犬通常在肝脏超声检查中表现出特征性的变化,这些变化有哪些?

Ⅳ.有哪些治疗方案?

病例 25:回答　Ⅰ.顾名思义,肝皮综合征是一种与严重肝病相关的皮肤病变。这种皮肤病变表现为坏死松解性游走性红斑、浅表性坏死性皮炎或代谢性表皮坏死。

皮肤病变的鉴别诊断包括锌过敏性皮肤病、自身免疫性皮肤病(如落叶型天疱疮)、外寄生虫和慢性犬瘟热相关变化。肝皮综合征患病动物,皮肤活检显示特征性的"红白蓝"病变,代表角化不全(红色)、细胞间水肿(白色)和表皮增生(蓝色)。

在胰高血糖素瘤患犬中也记录了这些皮肤病变,导致血浆胰高血糖素浓度持续升高。

Ⅱ.胰高血糖素是由胰岛 α 细胞合成。

Ⅲ.肝皮综合征患犬最常见的超声改变是"瑞士奶酪"现象,周围有许多低回声结节和高回声实质(图 25.2)。肝脏可能正常或缩小。

Ⅳ.理想情况下,确定肝病的诱因并控制或解决这种疾病,皮肤病症状会改善或消退。如果发现胰高血糖素瘤并且可以切除,手术治疗是可行的。事实上,在大多数犬上没有发现原发性疾病,即使血浆胰高血糖素浓度升高,也很少识别出原发性胰腺肿瘤。此病例发现并切除了胰腺肿瘤,导致临床症状显著改善。

肝皮综合征或胰高血糖素瘤患犬的血浆中氨基酸浓度明显不足,这可能是肝脏合成失败或胰高血糖素介导的糖异生作用导致氨基酸过量消耗的结果。治疗应围绕补充和维持血浆氨基酸浓度展开。静脉注射氨基酸溶液和饲喂高蛋白、高生物利用度的饮食,可以降低皮肤损伤的严重程度。补充必需脂肪酸和使用角质溶解沐浴露进行局部治疗可以帮助缓解症状。不幸的是,肝皮综合征或胰高血糖素瘤患犬的预后很差。

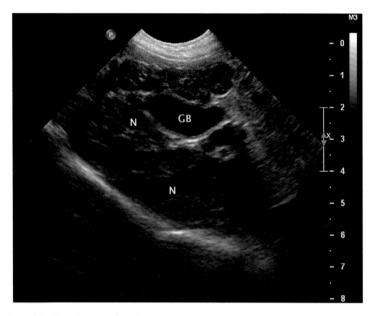

图 25.2　肝皮综合征患犬的肝脏超声图像。肝脏边缘不规则，有大量低回声结节（N）弥漫散布在轻度高回声的肝实质中。大的低回声结构代表该犬的胆囊（GB）

病例 26

病例 26：问题　一只 4 岁混种㹴犬出现运动耐力降低和剧烈咳嗽的症状。这些症状已经出现了大约 2 个月，最初被认为是在寄宿犬舍逗留后犬传染性气管支气管炎所致。主诉该犬白天频繁咳嗽，咳嗽后经常有呕吐、干呕和吞咽行为。偶尔，犬会咳出一种黄绿色的物质。体格检查中注意到患犬呼吸困难，肺音增加，弥漫在整个肺野，肺音主要是喘息。提供了犬胸的侧位和背腹位 X 线片（图 26.1 和图 26.2）。

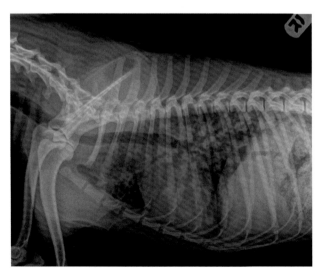

图 26.1　患犬胸部侧位 X 线片

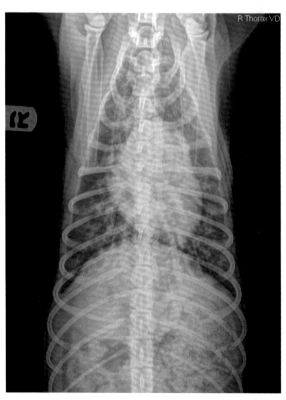

图 26.2　患犬胸部背腹位 X 线片

Ⅰ.你会如何判读该犬 X 线片的变化？你看到什么样的肺密度？

进行支气管镜检查时，观察到大量黏稠的黄绿色黏液附着在增厚的支气管黏膜上。支气管肺泡灌洗样本含有 >50% 的嗜酸性粒细胞，未见感染性因素。

Ⅱ.什么是嗜酸性粒细胞性支气管肺炎？

Ⅲ.哪些品种（如果有的话）容易患此疾病？

Ⅳ.嗜酸性粒细胞支气管浸润可能与哪些潜在疾病有关？

Ⅴ.你打算怎么治疗该犬？

病例 26：回答　Ⅰ.所有肺叶都有严重的弥漫性支气管间质型感染。此外，支气管扩张尤其在左颅侧肺叶可见（右侧位最易见，图 26.1）。这些发现与长期存在的支气管和细支气管的浸润性（最有可能是炎症性）疾病是一致的。

Ⅱ.嗜酸性粒细胞性支气管肺炎，有时也被称为肺嗜酸性粒细胞浸润症，是一种严重的肺实质和气道炎症性疾病，最常发生在年轻的犬上。其通常表现为呼吸困难、剧烈咳嗽和运动耐力降低，一些犬还会有黏液脓性鼻涕或咳嗽出一种黄绿色的黏液物质。

Ⅲ.在一些已发表的病例中，西伯利亚哈士奇犬和阿拉斯加雪橇犬患该病的比例较高。

Ⅳ.嗜酸性粒细胞性气道炎症可能与多种感染性病因有关，包括气道的一些细菌和真菌（特别是霉菌）感染。在流行地区，应筛查和适当治疗心丝虫和肺线虫（奥氏奥斯勒线虫、脉管圆线虫）等寄生虫。在肺线虫流行率高的地区，使用驱虫药物（如芬苯达唑）进行经验性治疗试验是必要的。

嗜酸性粒细胞性支气管肺炎是特发性的，因此，是一种排除性诊断。它被认为是对吸入抗原不适的严重反应所致，但在大多数情况下，激发过敏原无法被识别出来。

Ⅴ.口服糖皮质激素疗法在大多数嗜酸性粒细胞性支气管肺炎患犬上效果良好。在一些病例中，服用糖皮质激素药物会出现副作用，因此，可能需要吸入类固醇治疗。支气管扩张的变化更可能是永久性的，可能需要使用黏液溶解剂和气道湿化剂帮助清除黏液。

病例 27　病例 28

病例 27：问题　一只 11 月龄去势雄性混种猎犬（图 27.1），主诉食欲不振、腹泻，大便油腻、臭气熏天，体重增加缓慢。血清 TLI、钴胺素和叶酸检测结果如表 27.1 所示。

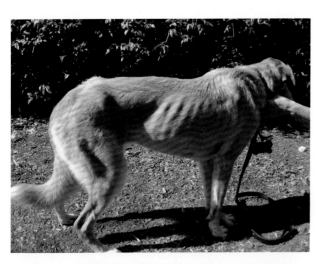

图 27.1　一只主诉食欲不振、腹泻，粪便油腻、臭气熏天、体重增加缓慢的 11 月龄去势雄性混种猎犬

表 27.1　患犬血清 TLI、钴胺素和叶酸检测结果

测试项目	患犬结果	参考范围
TLI	<2.5 μg/L	5.7 ～ 45.2 μg/L
钴胺素	235 ng/L	251 ～ 908 ng/L
叶酸	36 μg/L	7.7 ～ 24.4 μg/L

Ⅰ.你会给出什么诊断？

Ⅱ.该综合征最可能的原发病是什么？

Ⅲ.如何判读钴胺素和叶酸的结果？这些对你最初的治疗计划有影响吗？

Ⅳ.你认为该犬患糖尿病的风险更大吗？

病例 27：回答　Ⅰ.结合临床症状、病史和实验室检查结果，可诊断为 EPI。

Ⅱ. EPI 通常被认为是一种小肠吸收不良 / 消化不良、脂肪泻、体重减轻或发育不良的综合征。在大型犬的幼犬中，最常见的原发病过程是胰腺腺泡萎缩（Pancreatic acinar atrophy, PAA）。相反，中年或老年犬的 EPI 更多与终末期慢性胰腺炎有关（见病例 125）。

Ⅲ. 血清钴胺素浓度降低和血清叶酸浓度升高表明该犬存在肠道微生态失调。这是 EPI 患犬常见结果，可能是由于存在大量消化不良的营养物质，随后可用于细菌发酵。在该犬中补充钴胺素是合理的，但仅在酶治疗效果不佳时才应考虑使用抗菌治疗。

Ⅳ. 胰腺腺泡萎缩导致胰腺腺泡组织选择性丢失（因此发展为 EPI），但保留内分泌细胞和胰管。因此，继发于胰腺腺泡萎缩的 EPI 患犬患糖尿病的风险并不高于正常犬。

病例 28：问题　图 28.1 显示了在猫支气管肺泡灌洗样本中观察到的代表性细胞。

Ⅰ. 请识别标记为 A、B、C 的细胞。

Ⅱ. 请列举一些与猫气道嗜酸性粒细胞增多相关的疾病。

Ⅲ. 如果该猫患有慢性支气管炎，你认为支气管肺泡灌洗样本中的主要细胞类型是什么？

病例 28：回答　Ⅰ. A 为猫嗜酸性粒细胞。B 为正常肺泡巨噬细胞。C 为正常呼吸道上皮细胞（注意睫状刷状缘）。

Ⅱ. 猫哮喘、慢性寄生虫感染（特别是肺线虫）、过敏性肺炎、肺嗜酸性粒细胞浸润症、嗜酸性粒细胞增多综合征、心丝虫性肺炎。

在列出的疾病中，猫哮喘可能是猫中最常见的，肺线虫在某些地区是一种常见和重要的鉴别诊断。

Ⅲ. 总体而言，猫慢性支气管炎通常与支气管肺泡灌洗样本中更多的中性粒细胞相关。然而，在患有哮喘和支气管炎的猫中，总细胞数量和不同细胞类型的比例差异很大，通常介于哮喘典型的高度嗜酸性表现和许多慢性支气管炎患猫中中性粒细胞为主的图像之间。这两种疾病很可能在许多猫身上共存。

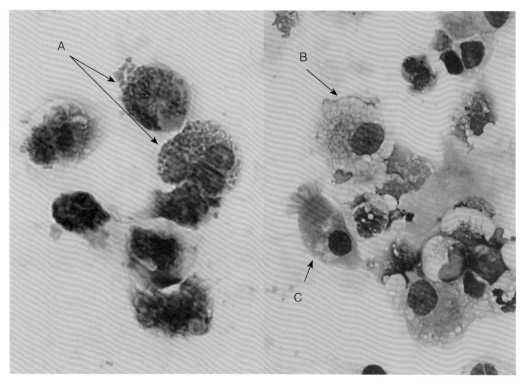

图 28.1　猫 BAL 样本的显微镜检图像

病例 29

病例 29：问题　表 29.1 提供了一组表现为嗜睡、食欲下降和体重减轻的猫的血清 TLI、胰腺脂肪酶免疫反应（Spec-FPL）、血清钴胺素（维生素 B$_{12}$）和叶酸（维生素 B$_9$）检测结果。

表 29.1　患猫血清 TLI、Spec-FPL、钴胺素和叶酸检测结果

测试项目	A 猫	B 猫	C 猫	参考范围
fTLI	22 μg/L	97 μg/L	5.5 μg/L	12 ~ 82 μg/L
Spec-fPL	8.3 μg/L	2.2 μg/L	0 μg/L	0 ~ 3.5 μg/L
钴胺素	385 ng/L	195 ng/L	165 ng/L	290 ~ 1500 ng/L
叶酸	18 μg/L	7 μg/L	23 μg/L	9.7 ~ 21.6 μg/L

Ⅰ. 请说明这些猫中哪只表现出最符合以下疾病的症状。

①弥漫性小肠疾病（如淋巴瘤、炎症性肠病）。② EPI。③胰腺炎。

Ⅱ. 如何证明你的判断是正确的?

病例 29：回答　Ⅰ.① A 猫为胰腺炎。② B 猫为弥漫性小肠疾病。③ C 猫为 EPI。

Ⅱ. 对猫胃肠道疾病筛查的解释可能相当复杂，因为各种胃肠道疾病的患猫可能会在这些测试中表现出相似的临床症状，但结果却截然不同。就其主要诊断应用而言，各单项检测的敏感性和特异性也各不相同。

TLI 和 Spec-fPL 都是测量蛋白质的测试，这些蛋白质基本上是由胰腺外分泌合成和释放的。这两种蛋白的血清浓度是由可获得的胰腺外分泌组织质量、细胞通透（假定随着炎性疾病而增加）和循环清除动力学的相互作用决定的。在 A 猫中，Spec-fPL 升高是临床症状相符的猫否现胰腺炎的一个敏感而特异的标志物。Spec-fPL 检测猫胰腺炎的敏感性约为 85%。一些胰腺炎患猫的 TLI 浓度也升高，但这项检测的敏感性只有大约 25%。因此，对于胰腺炎患猫来说，Spec-fPL 升高但 TLI 浓度正常并不少见。

由于 TLI 和血清胰腺脂肪酶免疫反应（Pancreatic Lipase Immunoreactivity，PLI）都是在胰腺外分泌组织中产生，因此有理由预计，EPI 患猫中，这些蛋白的浓度会很低。这在 C 猫中可以看到，其 TLI 低于参考范围。请注意，Spec-fPL 的参考范围值包括 0，因此，该检测对猫 EPI 的特异性是非常低的，不作为参考。

钴胺素（维生素 B$_{12}$）通过复杂的受体介导过程被回肠黏膜吸收。回肠疾病通常与猫的血清钴胺素浓度低有关，就像 B 猫和 C 猫的检测结果。钴胺素的吸收还需要一种结合蛋白，即内在因子，这种结合蛋白在胰腺中合成。因此，C 猫血清钴胺素浓度低归因于胰腺外分泌组织丢失或缺乏这一内在因子。

叶酸（维生素 B$_9$）通过受体介导过程被十二指肠吸收。叶酸和钴胺素吸收之间没有已知的相互作用。血清叶酸浓度低通常与十二指肠黏膜疾病有关。B 猫显示钴胺素和叶酸浓度低，胰酶浓度在正常范围内，这与肠道疾病的弥漫性解剖结构最为相符。

病例 30

病例 30：问题　一只 13 岁绝育雌性巴厘猫，主诉该猫最近体重减轻，其他方面很正常，食欲良好。该猫偶尔会呕吐，但最近有所减少。体格检查时，猫的体况评分较低（3/9），被判定为体重过轻。体温和呼吸频率正常，心动过速（180 bpm），听诊心音有轻微奔马律。

表 30.1 给出了一个常规生化项目的结果。

表 30.1 患猫常规生化检查结果

分析物	SI 单位制		常规单位制	
	结果	参考范围	结果	参考范围
BUN	8.2 μmol/L	5.7 ~ 12.9 μmol/L	23 mg/dL	16 ~ 36.1 mg/dL
肌酐	92 μmol/L	70 ~ 159 μmol/L	1 mg/dL	0.8 ~ 1.8 mg/dL
葡萄糖	5.3 mmol/L	4.3 ~ 6.8 mmol/L	96.4 mg/dL	78.2 ~ 123.6 mg/dL
总蛋白	68 g/L	63 ~ 83 g/L	6.8 g/dL	6.3 ~ 8.3 g/dL
白蛋白	30 g/L	28 ~ 42 g/L	3 g/dL	2.8 ~ 4.2 g/dL
碱性磷酸酶	51 U/L	0 ~ 85 U/L	51 U/L	0 ~ 85 U/L
ALT	120 U/L	0 ~ 100 U/L	120 U/L	0 ~ 100 U/L
Na^+	152 mmol/L	147 ~ 156 mmol/L	152 mEq/dL	147 ~ 156 mEq/dL
K^+	4.2 mmol/L	3.5 ~ 5 mmol/L	4.2 meq/dL	3.5 ~ 5 meq/dL
钙	2.3 mmol/L	1.81 ~ 2.7 mmol/L	9.22 mg/dL	7.25 ~ 10.82 mg/dL

Ⅰ. 根据病史、检查和生化结果，最有可能的诊断是什么？

Ⅱ. 还应考虑哪些其他因素？

Ⅲ. 下一步的诊断步骤是什么？

Ⅳ. 猫甲状腺功能亢进最常见的可能病因是什么？

Ⅴ. 还有哪些其他的甲状腺激素测试？在该病例中，这些测试预期结果会是什么？

Ⅵ. 应该考虑哪些额外的诊断来对此患猫进行临床分期？

Ⅶ. 猫甲状腺功能亢进有哪些治疗方法？

病例 30：回答 Ⅰ. 除 ALT 活性轻度升高外，大部分临床生化结果变化不明显。体重减轻但食欲良好、心动过速伴有奔马律是甲状腺功能亢进和甲状腺毒症最具有代表性的特征。

Ⅱ. 在临床生化结果之前，应考虑慢性肾功能不全和糖尿病等疾病的鉴别诊断，但 BUN/ 肌酐和血糖浓度正常分别排除了这些疾病。在最早诊断为甲状腺功能亢进的猫中，ALT 活性轻度升高，其他方面表现不明显的情况相对较常见。根据目前为止给出的检查结果和临床发现，不能完全排除慢性胃肠道疾病。小肠疾病患猫不一定食欲差，慢性胃肠道疾病患猫也经常出现 ALT 活性轻度升高。然而，心动过速和奔马律增加了甲状腺功能亢进的可能性。

Ⅲ. 在该病例中，甲状腺激素浓度的测量是一种有效的检测方法，可以排除甲状腺功能亢进。

该猫的总 T_4（TT_4）为 64 nmol/L（实验室参考范围：20 ~ 40 nmol/L），支持临床怀疑甲状腺功能亢进的可能性。

Ⅳ. 猫甲状腺功能亢进最常见的病因是良性甲状腺腺瘤增生，占猫甲状腺功能亢进病例的 95% 以上。甲状腺癌在猫中很少见，只占不到 2%。

Ⅴ. 如果有必要进一步评估甲状腺功能，可采用平衡透析测定游离 T_4（FT_4ED）、总 T_3（TT_3）和促甲状腺激素（thyroid stimulating hormone，TSH）浓度。

通过平衡透析法测定循环中不结合蛋白质的甲状腺素（T_4）的浓度。FT_4ED 在临床强烈怀疑甲状腺功能亢进、TT_4 浓度在实验室参考范围上限内或仅略微升高的猫中效用最大。预计 FT_4ED 在甲状腺功能亢进患猫中升高。

TT$_3$测量循环中三碘甲状腺原氨酸的浓度，三碘甲状腺原氨酸是甲状腺激素的生理活性形式。同样，这种特殊的测试在 TT$_4$ 结果不确定的猫上有很好的效果。甲状腺功能亢进患猫的 TT$_3$ 循环浓度有可能升高。

促甲状腺激素是一种由垂体释放的营养性激素，能刺激甲状腺组织的发育和 TT$_4$/TT$_3$ 的释放。垂体促甲状腺激素的释放本身受下丘脑促甲状腺素释放激素（thyrotropin releasing hormone，TRH）的调节，促甲状腺素释放激素的产生受 TT$_4$/TT$_3$ 负反馈调节，因此，继发于甲状腺腺瘤的甲状腺功能亢进患猫的促甲状腺激素应降低。

Ⅵ.猫甲状腺功能亢进的重要继发疾病包括高血压，高血压有可能导致终末器官损伤和慢性肾功能不全，这些疾病也可能由先前存在的肾脏疾病直接引起。

应测量猫的血压，如有必要，开始抗高血压治疗［通常使用钙离子通道阻滞剂（如氨氯地平）和血管紧张素转换酶抑制剂（如贝那普利）］。可以考虑眼底镜检查和超声心动图检查，但通常不会影响治疗计划。

甲状腺功能恢复正常后，将会"揭开"是先前存在肾脏疾病还是猫甲状腺功能亢进的一种临床症状。应完成尿液分析，如果尿液浓缩且没有蛋白尿，则猫在治疗甲状腺功能亢进后肾功能恶化的可能性较小。

随着甲状腺功能亢进的成功治疗，高血压和蛋白尿都可能得到缓解。如果猫甲状腺功能恢复正常后，这些症状仍然存在，那么需要继续针对这些情况进行特定治疗。

Ⅶ.硫代酰胺类药物（他巴唑／甲硫咪唑、卡比马唑）常用于治疗甲状腺功能亢进，其作用机制是抑制甲状腺过氧化物酶，该酶对甲状腺球蛋白中碘残留物的合成起重要作用。最近，特殊配方的缺碘粮引起了一些人的兴趣，其基本理论是：缺碘会减少活性甲状腺素的产生。硫代酰胺类药物和饮食控制是可逆的，所以如果诱导甲状腺功能恢复正常状态导致并发现继发疾病，治疗可以停止或量身定做。药理和饮食控制的缺点是它们需要严格的依从性才能达到最佳疗效。

某些猫的甲状腺功能亢进可以通过放射性碘（I^{131}）治疗或手术获得彻底的治愈。这些方法更具破坏性，但好处是对依从性的要求较低，而且不需要持续治疗。

病例 31　病例 32

病例 31：问题　图 31.1 显示患犬腹部增强 CT 检查的横断面。该患犬是一只 18 月龄的马耳他狄犬，表现生长缓慢，并伴有进食前后胆汁酸浓度升高的症状。

Ⅰ.图像上的星号表示的 2 个结构是什么？

Ⅱ.具有重复畸形后腔静脉的犬诊断出哪些其他静脉异常的风险更高？

Ⅲ.哪些品种的犬最常被诊断出重复畸形的后腔静脉？

Ⅳ.该犬的 CT 检查没有证据表明门体静脉血管异常，导致临床症状和血清生化结果的最可能原因是什么？

病例 31：回答　Ⅰ.该犬的后腔静脉完全重复畸形。这 2 个结构各代表一个重复畸形的后腔静脉血管，中线上较大的未标记结构是犬的主动脉。

Ⅱ.重复畸形后腔静脉与诊断出肝外门体静脉血管异常的风险增加有关。在一项已发表的研究中，CT 检查 5/71（7%）重复畸形后腔静脉患犬有肝外门体静脉血管异常，而没有重复畸形的后腔静脉的犬只有 1.9% 有肝外门体静脉血管异常。

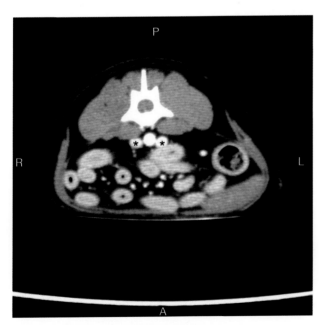

图 31.1　增强 CT 检查患犬腹部横断面

Ⅲ. 最常见的被诊断为重复畸形后腔静脉的品种包括约克夏㹴犬、贵宾犬、西高地㹴犬和马耳他㹴犬。

Ⅳ. 导致该犬的临床症状和血清生化结果最有可能的原因是门静脉发育不良（也称为微血管发育不良）。确诊需要肝脏活检和影像学检查相结合。

病例 32：问题　一只 1 岁绝育雌性家养短毛猫，因出现 2 周食物反流和食欲减退的病史被带来就诊（图 32.1）。主人注意到患猫还有吞咽困难的症状，其特征是猫进食时过度吞咽和舔唇。该猫在 1 个月前被诊断患有支气管炎，并接受了为期 3 周的强的松和多西环素治疗。猫对此治疗方法有咳嗽反应。在体格检查中，发现该猫有呼吸恶臭和流涎。进行食管镜检查，图 32.2 为该过程的静止图像。

Ⅰ. 这些症状最有可能的原因是什么？

Ⅱ. 已确定的犬猫食管狭窄的危险因素是什么？

Ⅲ. 该猫的最佳治疗方案是什么？康复的预后如何？是否有任何辅助治疗可以降低狭窄复发的可能性？治疗过程有哪些风险？

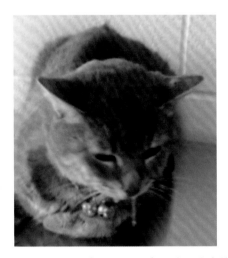

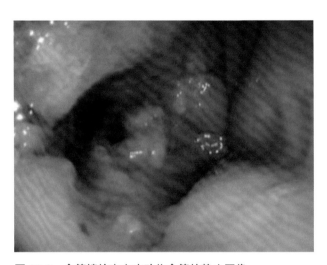

图 32.1　一只出现 2 周食物反流和食欲减退病史的 1 岁雌性绝育家养短毛猫

图 32.2　食管镜检查患病动物食管的静止图像

病例 32：回答　Ⅰ. 多西环素引起的食管炎继发良性食管狭窄（瘢痕）。

Ⅱ. 据报道犬猫食管狭窄的危险因素包括雌性更易患该病，近期有过全身麻醉史，口服抗微生物药物，呕吐史或胃肠道毛石。

Ⅲ. 食管狭窄的球囊扩张或探条扩张为获得良好治疗结果的最佳选择，据报道成功率为 70%~88%。这些手术最常见的并发症是需要多次球囊或探条扩张治疗。在犬猫中已用病灶内注射皮质类固醇和曲安奈德，分别与食管和直肠狭窄的内窥镜球囊扩张相结合的方法。注射的耐受性良好，可能有助于获得良好的结果。据报道，每次使用球囊或探条扩张术的食管穿孔率为 2%~9%。

病例 33　病例 34

病例 33：问题　一只 6 岁去势雄性混种犬出现 3 周多饮 / 多尿病史。该犬聪明、机警、反应灵敏，体格检查无异常。临床生化结果包括总钙升高（4 mmol/L，14 mg/dL）和离子钙升高（1.88 mmol/L，参考范围：1.20 ~ 1.45 mmol/L）。

Ⅰ. 按可能性的顺序排列表 33.1 附加诊断测试结果。如何证实你的推测？

表 33.1　患犬生化检查结果

	检测物			
	PTH	PTHrP	1，25-维生素 D	磷酸盐
参考范围	2 ~ 13 pmol/L	<1.8 pmol/L	25 ~ 33 pg/mL	0.8 ~ 2.5 mmol/L（2.5 ~ 7.7 mg/dL）
A	<2 pmol/L	2.5 pmol/L	30 pg/mL	1.4 mmol/L（4.2 mg/dL）
B	4.6 pmol/L	<1.8 pmol/L	29 pg/mL	0.6 mmol/L（2.0 mg/dL）
C	5.5 pmol/L	2.7 pmol/L	31 pg/mL	1.7 mmol/L（5.3 mg/dL）
D	<2 pmol/L	<1.8 pmol/L	46 pg/mL	3.6 mmol/L（11.0 mg/dL）

病例 33：回答　Ⅰ.从可能性最高到可能性最低：B、A、D、C。

对于离子化高钙血症，预计 PTH 的释放会受到抑制。在 B 中，PTH 值在正常范围内，磷酸盐含量降低，这是原发性甲状旁腺功能亢进的常见结果。该犬应该考虑的另一个主要原因是瘤形成（通常是淋巴肉瘤），这将导致 A 的结果，但临床检查没有异常，并且犬在其他方面是健康的。结果 D 与维生素 D 中毒相符，但如果是这种情况，预计会看到肾脏疾病和软组织矿化的其他迹象。结果 C 与正常甲状旁腺生理学不一致，如果恶性肿瘤导致 PTHrP 升高和离子化高钙血症，正常甲状旁腺应抑制 PTH 的产生。

病例 34：问题　一只 1 岁雄性英国斗牛犬有 6 个月的间歇性出血性腹泻病史。该犬上周食欲正常，饮水量略有增加。在体格检查中，该犬聪明、机警、反应灵敏，其体温为 37.7℃，心率为 120 bpm，并且气喘吁吁。该犬黏膜呈粉红色且湿润，毛细血管再充盈时间不到 2 s。所有血清化学组分均在正常范围内。图 34.1 为腹部的右侧卧位侧位和腹背位图像。

Ⅰ.你能识别出黑色箭头所指的病变吗？如果能，你对此做出什么诊断？

Ⅱ.你可以通过哪些额外的成像方式更好地定义病变？

Ⅲ.这种疾病过程的原因是什么？

Ⅳ.如何治疗该犬？

病例 34：回答　Ⅰ.腹部右侧（图 34.1A）和腹背侧（图 34.1B）的 X 线片显示胃内有适量气体。胃在正常位置。腹部中部到腹侧有一圈扩大的肠道，其中包含一个中央软组织衰减结构（图 34.1A 中的黑色箭头）。该环位于降结肠的颅腹侧，包含少量颗粒状物质。在 VD 视图中，左侧腹部胃尾部降结肠的横断面其腔内包含一个软组织衰减卵形结构（图 34.1A 中的黑色箭头）。未发现盲肠。其余的小肠袢无异常表现。

其他影像学异常包括胫骨骨突不完全骨化；小的、卵形、矿物质衰减、轮廓分明的结构紧邻大转子的右侧和左侧，尾椎胸椎（T7-12）较短，呈梯形。

肠道检查结果提示机械性梗阻。由于不存在小肠节段性扩张，这可能是慢性小肠梗阻，或者更有可能是结肠梗阻。由于未发现盲肠且在结肠中观察到卵形软组织衰减结构，可能存在回盲肠套叠或盲肠套叠。

Ⅱ.如果不确定该病变涉及小肠还是大肠，可以进行阴性（如空气）或阳性（如硫酸钡悬浮液）对比逆行结肠镜，有助于区分小肠病变和大肠病变。或者可以进行腹部超声检查。该病例进行了腹部超声检查，并在升结肠到横结肠的管腔中发现了低回声结构。没有注意到正常的回盲结肠连接处。最终诊断为盲肠内翻/盲肠套叠。

Ⅲ.犬的盲肠套叠很少见。套叠的典型迹象为腹泻、便血、呕吐、里急后重和体重减轻。用驱虫药、抗生素和运动调节剂治疗通常不成功。盲肠套叠的原因可能包括胃肠道寄生虫和饮食不当。

Ⅳ.手术是盲肠套叠的首选治疗方法。如果不进行手术，盲肠最终可能会坏死和穿孔，导致化脓性腹膜炎。

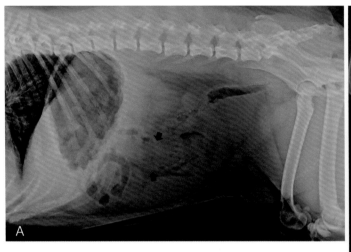
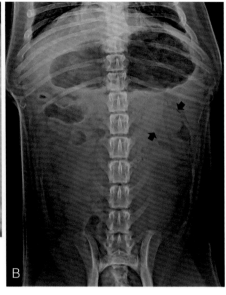

图 34.1　（A）患犬腹部右侧仰卧位 X 线片，（B）患犬腹部腹背位 X 线片

病例 35　病例 36

病例 35：问题　你怀疑一只食欲不振、体重减轻和偶尔腹泻的猫患有胰腺外分泌功能不全（EPI）。

Ⅰ. 诊断或排除猫 EPI 的首选诊断测试是什么？

Ⅱ. 猫的 EPI 与犬的特异症状有何不同？

Ⅲ. 猫的 EPI 还常见哪些其他并发症？

病例 35：回答　Ⅰ. 测量胰蛋白酶样免疫反应（fTLI）血清浓度是诊断或排除猫 EPI 的首选诊断测试。

Ⅱ. 猫的 EPI 最常被诊断为慢性胰腺炎的终末状态。胰腺腺泡细胞萎缩是年轻犬（通常是大型犬）典型 EPI 综合征的根本原因，但在猫中很少发现。

Ⅲ. 猫中与 EPI 相关的一个非常常见和重要的并发症是钴胺素缺乏症。这是由于缺乏对钴胺素吸收至关重要的蛋白质内因子。因此患病犬猫通常需要补充钴胺素。EPI 并发症还包括猫的小肠炎症性疾病，因胰腺纤维化而丢失胰岛细胞引起糖尿病。

病例 36：问题　图 36.1 中的犬呕吐变得越来越频繁，表现为体重减轻。

Ⅰ. 如何判读这张图像？看到什么病变？

Ⅱ. 哪些犬种最常与慢性肥厚性幽门胃病有关？

Ⅲ. 还可能使用哪些其他诊断成像方式诊疗此病例，你认为会看到哪些异常情况？

Ⅳ. 还应考虑哪些其他鉴别诊断？

病例 36：回答　Ⅰ. 超声图像显示幽门内肌层明显增厚，箭头下方的低回声区域代表增厚的肌层。幽门腔相对于远端胃窦和十二指肠明显变窄。胃、十二指肠黏膜和黏膜下层厚度和回声正常。这些发现与慢性肥厚性幽门胃病相符。

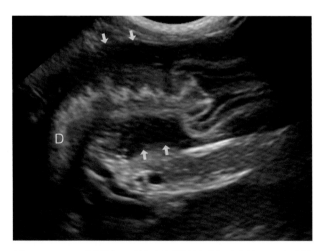

图 36.1　一只有慢性呕吐的患犬的胃窦（图右侧）、幽门（箭头处）和十二指肠（D 处）的纵向超声图

Ⅱ. 在动物医学文献中，易患慢性肥厚性幽门胃病的犬猫品种和年龄易感性各不相同。早期的病例报告和回顾性研究中，占比高的是小型中年犬（马耳他犬、迷你贵宾犬、西施犬）。短头犬品种，特别是巴哥犬和法国斗牛犬，在一些出版物中的比例过高。这是一种相对不常见的疾病，大多数出版物都只描述了单一病例。

Ⅲ. 在没有超声检查或其他更高水平的成像方法的情况下，胃的平片和 X 线对比摄影是有价值的技术方法。平片 X 线摄影可能发现包括幽门区域的软组织肿物和代表胃窦内不透射线物质的"砾石征"。造影剂检查可能显示胃排空延迟、胃窦造影剂填充不完全和幽门管腔变窄（通常被认为是造影剂进入十二指肠的"喙"）。

对患有慢性肥厚性幽门胃病的犬进行胃内窥镜检查，可能会发现靠近或遮蔽幽门开口的大而多余的黏膜皱襞。胃黏膜活检通常只显示与慢性胃炎相关的变化，因为内窥镜活检钳不容易对肌层进行活检。在一些病例中，内窥镜很难通过幽门的通道，但在数量惊人的情况下，内窥镜可以轻松通过十二指肠。因此，能否通过幽门不能排除这种疾病。

腹部 CT 检查可以很好地显示胃、胃窦和幽门及确定肌层厚度，但由于 CT 成本较高，在腹部超声检查可用的情况下，很少用该技术。

Ⅳ. 平滑肌肿瘤，尤其是平滑肌瘤，可能会导致如图所示的幽门周围增厚。一般在食管下括约肌区域可检测到 >90% 胃平滑肌瘤或平滑肌肉瘤病变，然而，在该区域很少见这种肿瘤。

胃泌素瘤与胃黏膜肥大有关，并且可能具有与慢性肥厚性幽门胃病相似的内窥镜外观，但胃泌素瘤通常与严重的胃酸过多和溃疡有关。

病例 37

病例 37：问题　一只 7 岁绝育雌性腊肠犬有 2 个月食欲不振和嗜睡史。患犬目前正在接种推荐的疫苗，并接受常规心丝虫和外部寄生虫预防。初步检查结果显示碱性磷酸酶升高（正常上限 5 倍）、丙氨酸转氨酶升高（正常上限 3 倍）、γ - 谷氨酰转肽酶升高（正常上限 4 倍）、总胆红素升高、胆固醇升高。犬胰脂肪酶活性为 50（参考范围：0 ~ 200）。保肝加强锭和熊去氧胆酸 14 天疗程后，这些数值保持不变。其他相关的临床生化值如表 37.1 所示。

表 37.1　患犬生化检查结果

分析物	SI 单位制		常规单位制	
	结果	参考范围	结果	参考范围
BUN	5.0 μmol/L	2.2 ~ 5.8 μmol/L	30 mg/dL	13 ~ 35 mg/dL
葡萄糖	4.5 mmol/L	3.9 ~ 6.9 mmol/L	90 mg/dL	70 ~ 125 mg/dL
胆固醇	6.0 mmol/L	2 ~ 4.6 mmol/L	250 mg/dL	75 ~ 175 mg/dL
白蛋白	35 g/L	26 ~ 40 g/L	3.5 g/dL	2.6 ~ 4 g/dL
总胆红素	10.5 μmol/L	0 ~ 8.6 μmol/L	3.4 mg/dL	0 ~ 0.5 mg/dL
碱性磷酸酶	350 U/L	10 ~ 70 U/L	350 U/L	10 ~ 70 U/L
GGT	32 U/L	1 ~ 8 U/L	32 U/L	1 ~ 8 U/L
ALT	195 U/L	5 ~ 65 U/L	195 U/L	5 ~ 65 U/L

患犬在体格检查时体温升高，为 39.5℃（103.1°F），体重 10 kg（22.2 lb），体况评分为 5/9，其余体格检查无异常。

拍摄了正交腹部 X 线片并进行了腹部超声检查（图 37.1 和图 37.2）。

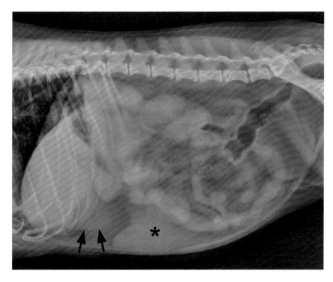

图 37.1　这是一张右侧位 X 线片。肝脏轮廓轻微扩大，轮廓呈圆形（箭头）。脾脏轻度弥漫性增大（＊）。一些椎间盘间隙原位矿化。未见其他异常

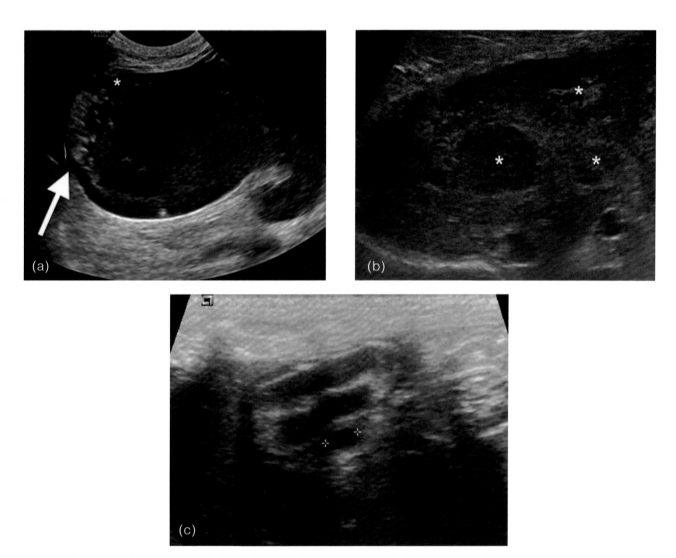

图 37.2　（a）胆囊中度扩张，胆汁含有重力依赖的高回声碎片（箭头），不产生远端声影伪影。胆囊壁弥漫性增厚并呈低回声（＊）（b）总体而言，肝实质是异常粗糙的回声纹理，有许多大小不一的结节，主要是周围肝组织的低回声。（c）在十二指肠乳头附近测量胆总管，其长度（测量内径）轻度扩张。胆管内未发现管腔内阻塞。胰腺和周围组织正常（未显示）

Ⅰ.如何判读影像学检查结果？

Ⅱ.最可能的诊断结果是什么？

Ⅲ.可以使用哪些额外的诊断测试来确认你的诊断？

Ⅳ.你将如何治疗该病例？

Ⅴ.可能的预后是什么？

病例 37：回答　Ⅰ.在成年犬放射影像中通常同时发现肝肿大和超声描述的肝脏结节。这些是与多种疾病过程相关的非特异性病变，包括伴有结节再生或增生的空泡性肝病、肝炎 / 胆管炎和肿瘤。无机械性梗阻的胆管扩张可能是由炎症（胆总管炎 / 胆囊炎）引起。胆囊沉积物在成年犬中很常见，通常是偶然发现，但也可能与胆汁淤积或胆囊炎有关。鉴于患犬的显著血清生化结果，这些诊断性影像学表现与胆囊炎或胆管炎 / 胆管肝炎相符（但不具有特异性）。

Ⅱ.细菌性胆囊炎。

Ⅲ.需氧和厌氧培养的胆囊穿刺术。

Ⅳ.根据培养结果和敏感性，该病例的治疗需要持续 4 ~ 6 周的靶向抗菌治疗。

Ⅴ.预后谨慎，因为细菌感染可能不能被完全清除。

病例 38：问题　Ⅰ.哪些凝血级联因子依赖于维生素 K？

Ⅱ.哪种维生素 K 依存因子的半衰期最短，它在哪个凝血途径中？

Ⅲ.假设你及早诊断出维生素 K 拮抗剂中毒，你预计凝血常规检查有什么变化？

病例 38：回答　Ⅰ.维生素 K 依存因子有因子 Ⅱ、Ⅶ、Ⅸ和 X。

Ⅱ.在维生素 K 依存因子中，因子Ⅶ的半衰期最短。因子Ⅶ位于外源性凝血途径内。无活性的循环因子Ⅶ通过暴露于组织因子（一种在血管周围细胞上表达的因子Ⅶ的膜结合受体）转化为活性丝氨酸蛋白酶（Ⅶa）。当内皮损伤允许血液释放到间质时，该受体能够结合并激活因子Ⅶ，从而启动外源性凝血途径。

Ⅲ.一期凝血酶原时间（one stage prothrombin time，OSPT 或 PT）取决于外在和共同途径的活性，因此很大程度上取决于因子Ⅶ的活性。早期维生素 K 拮抗剂毒性的常规凝血试验的预期变化是凝血酶原时间延长。

病例 39：问题　Ⅰ.以下胰岛素 / 胰岛素制剂包括用于治疗伴侣动物糖尿病的各种胰岛素产品，请按效果持续时间的升序重新排列此列表。

慢胰岛素锌悬浮液［即：猪胰岛素锌悬浮液（Vetsulin）、健宜宁（Caninsulin）］

常规或结晶胰岛素

精蛋白锌胰岛素

地特胰岛素

甘精胰岛素

NPH 胰岛素

Ⅱ.与其他胰岛素 / 胰岛素制剂相比，地特胰岛素在犬体内的效果如何？

病例 39：回答　Ⅰ.根据最短的预期持续时间，平均来说，从最短到最长效果持续时间排列结果如表 39.1 所示。

表 39.1 各胰岛素产品效果持续时间表

项目	结果
常规或结晶胰岛素	皮下注射时最多 6 h
NPH 胰岛素	犬 4 ~ 10 h
慢胰岛素锌悬浮液	猫 8 ~ 14 h，犬 10 ~ 24 h
精蛋白锌胰岛素	猫 8 ~ 24 h，犬偶尔 > 24 h
甘精胰岛素和地特胰岛素	猫和犬均为 12 ~ 24 h

甘精胰岛素和地特胰岛素在所列出胰岛素产品的平均持续时间中基本是最长的。请注意，胰岛素产品的持续时间存在高度的个体差异，尤其是精蛋白锌胰岛素制剂。这种可变性会使一些糖尿病患病动物的稳定和治疗变得非常复杂。另外请注意，无论使用何种胰岛素产品，即便使用长效胰岛素制剂，许多患病动物需要每天给药 2 次。

Ⅱ. 地特胰岛素在犬中比其他列出的胰岛素产品更有效。地特胰岛素在犬中的典型起始剂量是 0.1 U/kg，一天 2 次（BID），而其他产品常见的起始剂量是 0.3 ~ 0.5 U/kg。

病例 40

病例 40：问题 一只 8 岁家养短毛猫被带来就诊，主诉食欲不振和偶尔呕吐。猫在室内外散养，不经常使用猫砂盆，主人最近几天看到猫几次用力排便，但未见排出。

体格检查时，猫很安静，但反应灵敏。腹部膨胀，可触及严重压实的大肠。提供了腹部 X 线片（图 40.1A 侧位视图和图 40.1B 背腹位视图）。

Ⅰ. 便秘和顽固性便秘有什么区别？从目前掌握的信息来看，该猫是便秘还是顽固性便秘？

Ⅱ. 什么是巨结肠？

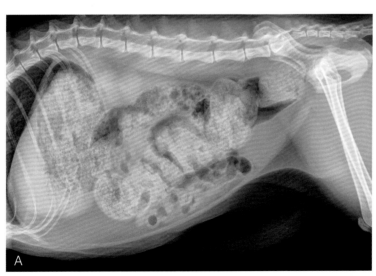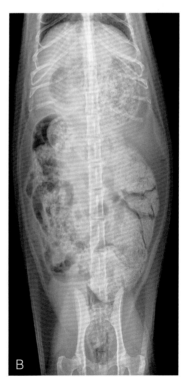

图 40.1 （A）患猫腹部侧位 X 线片，（B）患猫腹部背腹位 X 线片

Ⅲ. 列出一些可能导致猫巨结肠的常见潜在疾病。

Ⅳ. 如果该猫患有猫家族性自主神经功能障碍，你认为会看到哪些其他临床症状？

Ⅴ. 假设猫的疾病没有发展为巨结肠，如何治疗该猫？

病例 40：回答　Ⅰ. 便秘和顽固性便秘都是指排便困难。本质区别在于便秘意味着粪便能正常排出，但很困难，而顽固性便秘是发力也不能排出粪便。未经治疗或未缓解的便秘往往会发展为顽固性便秘，因为大肠黏膜会持续使肠腔内容物脱水，而不管肠道运动能力是否下降。根据目前给出的病史和体格检查结果，该猫是顽固性便秘。

Ⅱ. 巨结肠字面意思是增大的结肠。在猫中，这个词语通常用来表示结肠运动功能丧失，该术语的使用是指在未经治疗的顽固性便秘后结肠疾病已经达到最终状态，导致结肠扩张。

Ⅲ. 巨结肠的原因为内在肌肉或神经功能丧失或继发机械性梗阻。内在肌肉或神经功能丧失是最常见的特发性原因，常见于大肠。然而，自主神经功能障碍患猫会表现出其他临床症状。机械性梗阻可继发于骨盆骨折伴碎片移位、疝或大肠狭窄，或因肿瘤或炎性病变侵袭大肠壁。如果不治疗，机械性梗阻和顽固性便秘最终将导致大肠功能性肠梗阻和继发性内在运动功能丧失。

Ⅳ. 猫的自主神经功能障碍，也称为 Key-Gaskell 综合征，以自主神经系统弥漫性和严重的功能障碍为特征。常见的其他临床症状或表现包括食道肿大、瞳孔扩张和无反应、泪液分泌减少和尿潴留。这是一种相对罕见的病，在英国部分地区和美国中西部各州可发现零星病例。

Ⅴ. 保留任何大肠蠕动都是至关重要的，以减少便秘／顽固性便秘进展为巨结肠的可能性。然而，最初必须评估猫是否患有肾功能不全或严重脱水等并发症。尝试在猫脱水之前就开始补液疗法。某些情况下，可能需要 2～36 h 的液体疗法来保证猫的血液动力学稳定从而进行麻醉。

当患猫足够稳定以进行镇静或麻醉时，使用温盐水和（或）润滑剂灌肠和按摩膨胀的大肠来消除便秘／顽固性便秘。

在解决便秘或顽固性便秘后，应努力保持和增强剩余的结肠动力。口服泻药（通常是乳果糖）、保持足够的水合作用、饲喂低残留饮食和结肠运动的药理学操作可能都是必要的。

用于促进和维持猫结肠运动的药物选择是有限的。传统上使用血清（5-H）受体激动剂药物，最广为人知的是西沙必利（一种 5-HT$_4$ 受体激动剂）。西沙必利不再用于人类临床，从长远来看，它在仿制药市场上的可用性也没有保证。可以考虑的替代药物包括普芦卡必利（prucalopride）（另一种 5-HT$_4$ 受体激动剂）和替加色罗（tegaserod）（混合 5-HT$_4$ 受体部分激动剂和 5-HT$_{1D}$ 激动剂），但关于这些药物对猫的疗效数据很少甚至不存在。用于促进犬结肠运动的其他药物，如红霉素、雷尼替丁和甲氧氯普胺，对猫结肠几乎没有疗效。

在许多情况下，最好通过结肠次全切除术作为挽救手术治疗患有巨结肠的猫。

病例 41　病例 42

病例 41：问题　一只约 10 岁的雌性家养长毛猫因轻度嗜睡、食欲不振、血清 ALT 活性和总胆红素持续轻度升高而接受检查。图 41.1 为猫左胰腺部分的超声图像。

Ⅰ. 如何判读所提供的超声图像？

Ⅱ. 能支持你的临床诊断的最佳非侵入性诊断测试是什么？该测试的敏感性和特异性如何？

Ⅲ. 猫的胰腺炎通常有哪些并发症？

Ⅳ. 患有胰腺炎的猫最常见的临床症状和生化变化是什么？

病例 41：回答　Ⅰ. 胰腺局部肠系膜呈弥漫性轻度低回声。局部肠系膜本身在几个区域有轻微的高回声。此外，在胰腺实质内可见几个圆形结节。总体而言，这些结果提示该猫患有急性胰腺炎，而结节可能代表慢性结节增生。

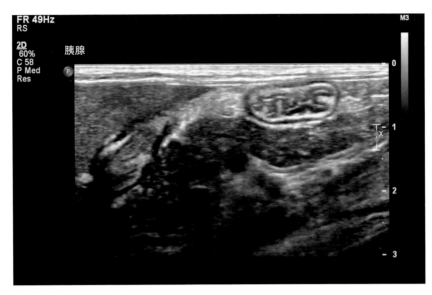

图 41.1　患猫胰腺左侧超声图像

Ⅱ. 猫胰腺炎的最佳微创诊断测试是测量猫特异性胰脂肪（Spec-fPL™）的血清浓度。该测试报告的敏感性和特异性在不同的研究中有所不同，可能是由于纳入病例的标准不同，但总体而言，该测试的敏感性约为 85%，特异性约为 95%。该病例血清 Spec-fPL 浓度为 7.6 μg/L（参考范围 ≤ 3.5 μg/L），支持胰腺炎的临床诊断。

Ⅲ. 猫胰腺炎的常见并发症包括小肠炎性疾病（肠炎）和肝胆炎症。胰腺炎、肠炎和（胆管）肝炎的组合非常常见，这种综合征称为"三体炎"。这三种疾病的表现症状和病史在猫中通常是模糊和可变的。

Ⅳ. 患有胰腺炎的猫最常见的临床症状是嗜睡、食欲下降、脱水、呕吐和腹痛。胰腺炎患猫中，呕吐和腹痛不如嗜睡常见，而胰腺炎患犬这些症状均常见。在胰腺炎患猫的常规生化检查中检测到的常见生化变化包括 ALT 活性升高和血清胆红素浓度轻度升高。经常出现炎症性白细胞像。患有胰腺炎的猫的血清淀粉酶和脂肪酶活性没有确切的改变，显示出较差的敏感性和特异性。

病例 42：问题　一只犬因慢性腹泻（＞ 6 周）被主人带来就诊，主诉该犬每天排便 2 次，粪便又软又大。该犬在排便方面没有任何问题，也没有用力排便。

Ⅰ. 根据所给的病史，胃肠道的哪个区域导致这种腹泻？

Ⅱ. 区分大肠和小肠性腹泻的特征是什么？

Ⅲ. 请列出你考虑的鉴别诊断。

病例 42：回答　Ⅰ. 粪便量增加、排便频率正常、大便控制正常及没有里急后重等症状都是小肠性腹泻的典型特征。

Ⅱ. 与上述特征相比，大肠源性腹泻通常表现为每次排便量少、排便频率增加、水样便而非部分成形，并且可能存在里急后重。

除了列出的特征外，体重减轻和黑便更常见于小肠性腹泻，而便血和大便失禁是大肠性腹泻的特征。

Ⅲ. 慢性小肠性腹泻的重要鉴别诊断包括（无特定顺序）如下几种。

　　a. FRE。

　　b. ARD（又称肠道微生态失调）。

　　c. 慢性肠道寄生虫病。

　　d. EPI。

　　e. 淋巴管扩张。

　　f. 特发性炎症性肠病。

　　g. 局部真菌或卵菌病，如组织胞浆菌病、腐皮病。

病例 43

病例 43：问题　一只 9 岁绝育雌性布列塔尼猎犬，有 2 周干咳病史并伴有体重减轻，有亚利桑那州和加利福尼亚州的旅游史。该犬已完成常规疫苗接种程序，包括波氏杆菌疫苗，但没有进行心丝虫预防，也从未接受过检查。

CBC 显示中性粒细胞增多；血液生化没有异常。所提供的 X 线（图 43.1）为胸部的侧位［左侧位（A）、右侧位（B）］和背腹位（C）图像。

Ⅰ. 如何判读所提供的 X 线片？应考虑什么诊断结果？

Ⅱ. 鉴于气管支气管淋巴结肿大的症状，这对你的诊断结果有何影响？

Ⅲ. 应进行哪些额外的检查？

Ⅳ. 这种疾病的肺部变化是否常见？

Ⅴ. 还有哪些常见部位会出现病变？

Ⅵ. 如何治疗该犬？

病例 43：回答　Ⅰ. 左侧位（A）、右侧位（B）和背腹位（C）胸部 X 线片显示右颅肺叶内肺泡肺模式的局灶性区域，以空气支气管像为特征。在左侧视图中，右颅肺叶中的肺泡肺模式区域具有与肺叶征（图 43.2 中箭头）一致的清晰颅背边缘，可能位于右颅肺叶和左颅肺叶之间。此外，在整个肺叶中存在弥漫性中度非结构化间质至支气管模式。在不明显的肺门区，注意到软组织回声衰减的小区域（图 43.2 中的 *）。心血管结构无明显异常。

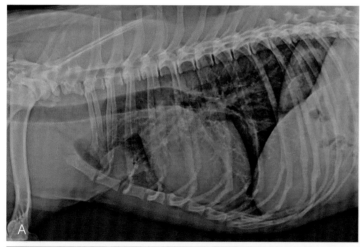
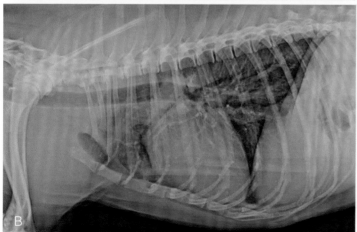
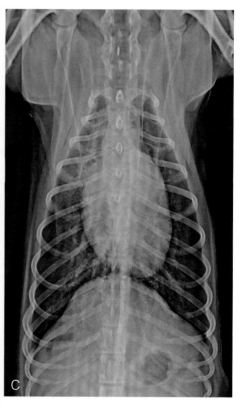

图 43.1　患犬胸部 X 线成像

（A）胸部左侧仰卧位 X 线片，（B）胸部右侧仰卧位 X 线片，（C）胸部背腹位 X 线片。

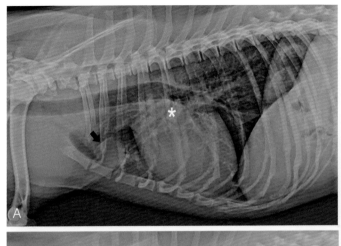
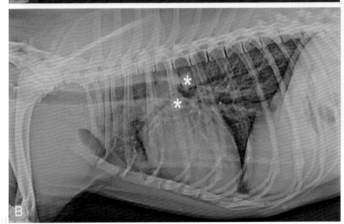
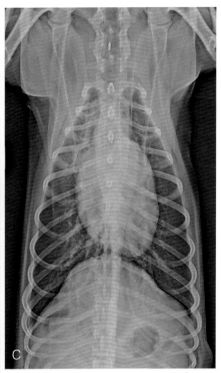

图 43.2　患犬胸部 X 线成像

（A）胸部左侧仰卧位 X 线片。右颅肺叶中的肺泡区域具有与肺叶征（箭头处）一致的清晰的颅背边缘），（B）胸部右侧仰卧位 X 线片，（C）胸部背腹位 X 线片。*= 软组织回声衰减的小区域。

　　颅腹侧肺泡和弥漫性支气管间质型与肺炎（支气管肺炎）有关。

　　肺门区软组织衰减可能是气管支气管淋巴结肿大，其不太可能是实质肺病的局灶性区域。

　　Ⅱ.气管支气管淋巴结肿大最常见于多中心淋巴肉瘤或播散性真菌感染。考虑到该犬的旅行史，应特别考虑真菌感染，包括球孢子菌、曲霉菌和可能性较小的诺卡菌病。其他类型的肿瘤，如组织细胞肉瘤，可能以气管支气管淋巴结受累为特征，此病例认为不太可能。

　　在该病例中，考虑到肺实质变化、气管支气管淋巴结病和患犬的旅行史，最可能的鉴别诊断是粗球孢子菌真菌感染。

　　Ⅲ.抗球孢子菌抗体的血清学检测通常被用作确诊实验。播散性疾病患病动物的细胞学检查可能发现含有内孢子的特征性的小球体。

　　Ⅳ.该疾病以两种主要形式发生，肺和肺外或播散形式。肺形式更常见于犬。

　　Ⅴ.在疾病的播散形式中，病变可能发生在骨骼、关节、心脏、大脑、眼睛、睾丸、皮肤、脾脏、肝脏、肾脏和皮下组织中，很少会导致心脏基底肿物。

　　Ⅵ.该犬用氟康唑治疗，每 12 小时服用 50 mg 氟康唑，持续数月后治疗成功。

病例 44

　　病例 44：问题　一只来自得克萨斯州休斯顿的 10 岁绝育雌性拉布拉多寻回猎犬出现 1 个月的渐进性体重减轻和食欲减退病史。腹部触诊时可发现肠袢明显增厚和肝肿大。血清生化结果显示轻度高胆红素血症，ALT 和碱性磷酸酶活性中度增加。腹部超声显示肝脏弥漫性高回声，伴有多个低回声结节和空肠肌层增厚。在腹腔镜下观察时发现，小肝和肝脏表面有明显的直径 1 ～ 5 mm 的多灶性结节（图 44.1）。肝脏的组织病理学检查显示严重、慢性、弥漫性、肉芽肿性肝炎，伴有广泛的桥接纤维化、肝细胞损失和推测退化的吸虫卵（图 44.2）。

Ⅰ. 在这种情况下，最有可能的传染源是什么？

Ⅱ. 犬是如何感染这种微生物的，感染的影响因素是什么？

Ⅲ. 你会为该犬推荐什么治疗方法？

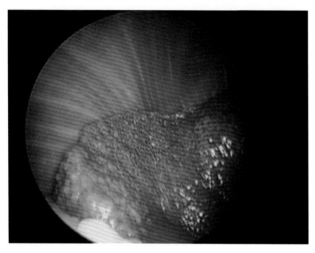

图 44.1　腹腔镜检查

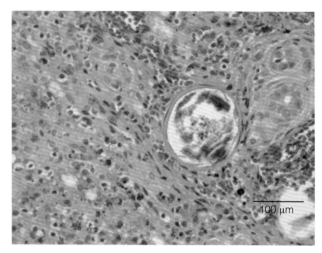

图 44.2　肝脏的组织病理学检查

　　病例 44：回答　Ⅰ. 最可能的传染源是吸虫寄生虫——美洲异毕吸虫。这种寄生虫存在于美国的墨西哥湾沿岸各州、中大西洋州、堪萨斯州和俄克拉何马州。这种生物的虫卵会导致肉芽肿性炎症，通常发生在小肠或肝脏中。常见的临床症状包括腹泻、体重减轻和厌食。

　　Ⅱ. 尾蚴从淡水蜗（中间宿主）中释放，它们渗透到各种哺乳动物宿主的皮肤中，包括犬。在上述地区的淡水中游泳或涉水的犬有被感染的风险。

　　Ⅲ. 犬血吸虫病用吡喹酮［25 mg/kg，口服（PO），每 8 小时一次（q8 h），48 h］治疗，有时与芬苯达唑［50 mg/kg，PO，每 24 小时一次（q 24 h），10 天］联合用药。按此剂量口服吡喹酮的副作用包括呕吐、厌食、嗜睡和腹泻。因此，合理使用包括糖皮质激素在内的支持性护理也很重要。必须每隔 1 个月重复治疗。

病例 45　病例 46

　　病例 45：问题　一只 2 岁去势雄性孟加拉猫因持续 2 个月的腹泻和在猫砂盆外排便被送到诊所就诊。该猫经常排便，偶尔会出现里急后重。腹泻粪便恶臭。该猫可以到户外活动，接种最新疫苗，每月接受一次心丝虫驱虫，但没有跳蚤预防措施。该猫的体况评分为 4/9，体格检查未见异常。粪便检查结果如图 45.1、表 45.1 所示。

延伸阅读（病例 44）

[1] FabrickC, BugbeeA, FosgateG. Clinical features and outcome of *Heterobilharzia americana* infection in dogs. *J Vet Intern Med.* 2010 Jan–Feb; 24(1): 140–144.

[2] Fradkin JM, Braniecki AM, Craig TM, Ramiro–Ibanez F, Rogers KS, Zoran DL. Elevated parathyroid hormone–related protein and hypercalcemia in two dogs with schistosomiasis. *J Am Anim Hosp Assoc.* 2001Jul–Aug; 37(4): 349–355.

[3] Rodriguez JY, Lewis BC, Snowden KF. Distribution and characterization of *Heterobilharzia americana* in dogs in Texas. *Vet Parasitol.* 2014 Jun16; 203(1–2): 35–42.

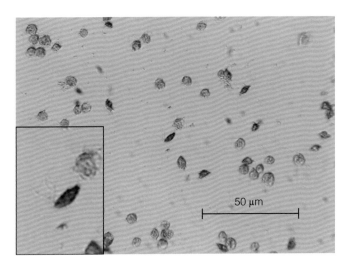

图 45.1　一只患有大肠性腹泻的猫的风干染色粪便标本，显示出许多原生病原体。左下角插图显示了单个病原体的高倍放大图，注意存在三个尖的鞭毛

表 45.1　患猫粪便检查

诊断项目	结果
硫酸锌离心浮选	绦虫卵
贾第鞭毛虫	阴性
直肠刮片细胞学	大量中性粒细胞，没有其他细胞学检查异常
粪便湿涂片	偶尔发现有鞭毛、活动的生物体

Ⅰ.下一步最合适的诊断步骤是什么？

Ⅱ.对于初步可疑诊断结果，最佳治疗方法是什么？与治疗相关的不良反应可能有什么？

Ⅲ.治疗无效的原因可能是什么？

病例 45：回答　Ⅰ.鉴于贾第鞭毛虫酶联免疫吸附试验（enzyme linked immunosorbent assay，ELISA）检测结果为阴性，鞭毛生物很可能是胎儿三毛滴虫。粪便样本可用于胎儿三毛滴虫培养或 PCR 检测。PCR 检测是首选，与培养相比，它具有更高的敏感性和特异性。

Ⅱ.5- 硝基咪唑，即罗硝唑，是目前市场上唯一可有效治疗猫滴虫病的药物。推荐剂量和治疗时间为每 24 小时口服 30 mg/kg，最多 14 天。治疗的副作用包括嗜睡、食欲不振和神经毒性（如共济失调、癫痫发作）。给药剂量大于每天 30 mg/kg 或超过 14 天疗效并未提高，则不推荐使用。常见与线虫或贾第鞭毛虫混合感染，因此，应考虑使用芬苯达唑进行一个疗程的经验性治疗。

Ⅲ.罗硝唑治疗效果不佳可能是由于再感染、治疗不当（即复合药物或剂量问题）、未能治疗合并感染或耐药性感染。建议临床医生确保家中的所有猫，包括无症状的猫都接受检测，以消除无症状携带者再次感染的机会。

病例 46：问题　请列举一些能有效渗透以下结构（在犬中）的抗生素例子。

Ⅰ.前列腺。

Ⅱ.CSF/ 中枢神经系统。

Ⅲ.细胞内。

病例 46：回答　Ⅰ.氟喹诺酮类、甲氧苄啶 - 磺胺、红霉素、克林霉素、氯霉素。

Ⅱ.甲硝唑、氯霉素。

Ⅲ.四环素、多西环素、氟喹诺酮类、克林霉素、红霉素、阿奇霉素。

病例 47

病例 47：问题　一只健康、无既往病史的公猫，遭遇车祸被送来就诊。该猫的左后肢遭受了严重的骨科创伤，出现低血容量性休克。腹部超声检查未发现主要器官外伤，胆囊和胆道系统清晰可见，并且无游离液体。很容易通过静脉输液和疼痛管理的方式稳定患猫。

第 2 天，该猫接受了手术，左后肢被截肢，手术后恢复正常。

外伤 2 天后，猫突然出现严重黄疸（图 47.1 和图 47.2）。再次腹部超声检查仍无异常，未检测到游离液体。表 47.1 为相关的系列生化和 PCV 结果。

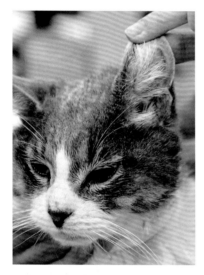

图 47.1　患猫耳廓外观

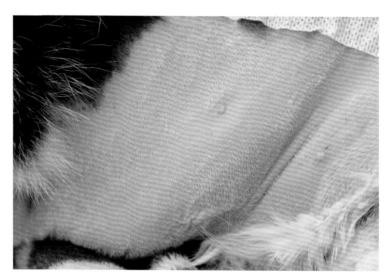

图 47.2　患猫腹部外观

表 47.1　患猫生化和 PCV 检查结果

检测项目	创伤后天数			参考范围
	2	3	6	
PCV/%	24	17	21	35 ~ 45
ALT/（IU/L）	377	>1000*	600	5 ~ 65
碱性磷酸酶 /（IU/L）	21	23	32	10 ~ 70
总胆红素 /（μmol/L）	109	83	15	0 ~ 5
白蛋白 /（g/L）	18	17	20	26 ~ 40
总蛋白 /（g/L）	59	56	65	63 ~ 83

*1000 IU/L 是该临床化学系统的最大可量化活性。

Ⅰ.黄疸的 3 种一般机制（即肝前性、肝性或肝后性），哪一种最有可能发生在该猫上？如何排除其他 2 种机制？

Ⅱ.你认为该猫有脂质沉积症吗？

Ⅲ.肝性黄疸通常伴有肝功能严重丧失的临床症状和生化指征。该病例是这种情况吗？

Ⅳ.如果你要检测该猫的游离 / 未结合和结合胆红素浓度，你推测会发现什么？

病例 47：回答　Ⅰ.ALT 活性的大幅升高表明发生了严重的肝细胞损伤。胆红素浓度的急剧增加与肝功能丧失一致，但并非任何特定机制。总的来说，该猫很可能是肝性黄疸，原因如下：肝前性黄疸是由溶血导致的胆红素代谢超负荷引起。继发于溶血的黄疸，通常是因为发生了剧烈的溶血事件〔如免疫介导性溶血性贫血（Immune mediated hemolytic anemia，IMHA）、猫的氧化损伤〕。虽然该猫因创伤和液体疗法而失去了一些血容量，但没有发生溶血的证据。肝后性黄疸的发生是由于胆道阻塞或破裂，胆汁释放到腹腔中。在该猫中，碱性磷酸酶活性没有升高（预计有胆道阻塞），也没有检测到与胆汁渗漏一致的游离液体。

Ⅱ.化验结果或影像学检查没有证据表明该猫存在肝脏脂质沉积。肝脏大小和回声正常，碱性磷酸酶活性无变化。无论如何，可以先放置食管造口管以摄入营养。猫在术后自主进食。

Ⅲ.没有明显迹象表明该猫的肝功能完全丧失。白蛋白和总蛋白浓度略低，但这对于有这种病史的猫而言并不意外。在该猫的临床病史中没有肝性脑病的迹象。虽然伴侣动物的肝性黄疸通常有肝功能严重丧失的临床症状，这是因为肝性黄疸通常是慢性肝病的终末期恶化所致。在本病例中，肝性黄疸是钝性创伤后严重的急性肝细胞损伤所致。

Ⅳ.游离或未结合的胆红素是指在肝脏代谢之前，胆红素与白蛋白结合，并通过葡萄糖醛酸结合形成胆红素二葡糖醛。在该猫中，肝细胞功能发生了急性和严重的丧失，推测游离胆红素会升高，而结合胆红素正常或较低。

病例 48

病例 48：问题　一只来自得克萨斯州达拉斯的 2 岁去势雄性澳大利亚牧羊犬有 10 个月腹泻和体重减轻的病史。粪便漂浮实验结果为阴性，试验性抗生素治疗（甲硝唑和阿莫西林 / 克拉维酸）、驱虫治疗（芬苯达唑）和饮食试验（低脂和新型蛋白质）均未见临床改善。一个疗程的强的松能够初步改善腹泻，但尽管进行了治疗，病情还是出现明显恶化。该犬已完成最新疫苗接种和心丝虫驱虫，主要与另外 2 只犬和猫一起养在室内。

在体格检查中，犬的体温正常，为 38.6℃（101.5 ℉），体重 12.1 kg（27.7 lb），体况评分为 2/9。除充满液体的肠襻外，体格检查无其他异常。在镇静下进行直肠刮擦并染色检查。

Ⅰ.显微图像中的微生物是什么？

Ⅱ.还可以进行什么其他测试来诊断这种感染？

Ⅲ.这种微生物还能影响其他什么器官或系统？

Ⅳ.对于该犬有哪些治疗方案？如何监测治疗效果？

Ⅴ.该疾病可能的预后是什么？

病例 48：回答　Ⅰ.在巨噬细胞中可以看到直径为 2 ~ 4 μm 的椭圆形酵母生物，具有荚膜组织胞浆菌的狭窄出芽特征。

Ⅱ.组织胞浆菌尿抗原酶免疫分析（MiraVista Diagnostics，Indianapolis，Indiana）可用于诊断。据报道，其在犬中的敏感性为 89.5%，特异性为 100%。

Ⅲ.在犬中可识别出 3 种临床形式的组织胞浆菌病：肺型、播散型和胃肠道型。播散型和胃肠道型是最常见的。这种微生物还会影响犬的骨骼、关节、骨髓、皮肤、眼睛和中枢神经系统。

Ⅳ.抑制麦角甾醇合成的唑类抗真菌药物是组织胞浆菌病的主要治疗药物。首选治疗方法是使用伊曲康唑，至少给药 4 ~ 6 个月。如果存在中枢神经系统和（或）眼部受累，或者伊曲康唑的高成本限制了动物主人的依从性，则使用氟康唑作为替代品。在严重或没有效果的情况下，联合使用脂质复合物两性霉素 B 与唑类药物。可以通过一系列尿液抗原检测监测治疗效果。

Ⅴ.患有组织胞浆菌病的犬预后变化很大。一般播散型和胃肠型比肺型的预后更差。

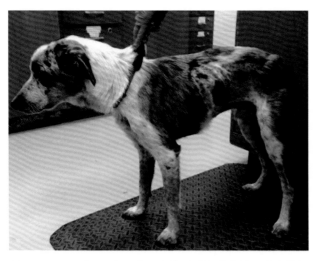

图 48.1　一只有 10 个月腹泻和体重减轻病史的 2 岁去势雄性澳大利亚牧羊犬

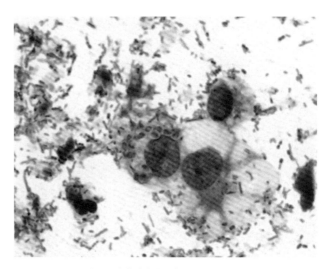

图 48.2　患犬直肠刮片染色镜检图片

病例 49　病例 50

表 49.1　患犬初步检查结果

项目	结果
体重	2.2 kg/4.8 lb
直肠温度	37℃/98.6 ℉
心率	180 bpm
黏膜	灰白色
PCV	70%
总固体量	80 mg/L（8.0 mg/dL）
细小病毒 SNAP	阴性

病例 49：问题　一只 2 岁去势雄性吉娃娃犬在非工作时间因出现紧急情况就诊。傍晚早些时候，主人发现该犬比平时安静，随后发生了几次呕吐和最近出现的黏液出血性腹泻。初步检查和诊断结果如表 49.1 所示。

Ⅰ. 你会给出什么诊断？

Ⅱ. 是否有特定的犬品种或类型易患该病？

Ⅲ. 如何治疗该犬？

Ⅳ. 是否有额外的推荐诊断测试？这些测试如何改变你的治疗方法？

病例 49：回答　Ⅰ. 该患犬病史和体格检查结果以及笼侧检查与特发性急性出血性腹泻综合征最相符。这种症状以前被称为出血性胃肠炎，但现在已知该病通常不存在胃受累的情况，因此胃肠炎的说法有误。

Ⅱ. 一般认为青年到中年的小型犬易患该病。

Ⅲ. 急性出血性腹泻综合征患病动物通常会对晶体液的扩容反应迅速，以解决严重的血液浓缩和血容量不足的问题。除了抗酸治疗（质子泵抑制剂或 H_2-受体拮抗剂）外，通常通过常规止吐治疗（马罗匹坦、昂丹司琼/多拉司琼）控制呕吐，依据个体差异可能需要使用麻醉药物（如丁丙诺啡）控制内脏疼痛。

在大多数急性出血性腹泻综合征病例中，基本上没有抗生素治疗的指征。较多前瞻性研究表明，接受抗生素治疗的犬的存活率或出院时间与未接受抗生素治疗犬没有差异，如果提供适当的输液治疗，总体存活率很高（约 99%）。

Ⅳ. 粪便涂片细胞学检查通常用于评估梭状芽孢杆菌孢子的存在。然而，这一发现没有临床意义，抗生素治疗旨在解决梭状芽孢杆菌过度生长，对存活率或出院时间没有影响。

CBC 通常显示核左移炎症白细胞象。同样，这一发现不会改变治疗方法，除非检测到退化性左移（杆状核粒细胞增多症伴中性粒细胞减少症），因为具有这种特征的患病动物被认为更容易因细菌易位，穿过受损的肠黏膜而引起败血症。

病例 50：问题　一只 12 周龄雄性巧克力色拉布拉多寻回猎犬（图 50.1）出现间歇性嗜睡、多饮/多尿和与进食相关的行为改变的病史。进食前后胆汁酸浓度均显著升高（分别为 86 μmol/L 和 155 μmol/L；参考范围分别为 <13 μmol/L 和 <30 μmol/L）。腹部 CT 检查显示异常血管与门体静脉血管异常相符。

 Ⅰ. 请列出门体静脉血管异常的主要解剖类别。

 Ⅱ. 推测在该犬上可能看到哪些解剖类型？

 Ⅲ. 在腹部平片 X 线摄影中，可能有哪些其他发现？

病例 50：回答 Ⅰ. 在较高水平上，门体静脉血管异常的主要解剖学类别包括肝外分流、肝内分流和肝动脉门静脉血管异常。根据分流血管排入的全身静脉结构，可以更明确地描述这些分流类型。例如，常见的肝外门体静脉血管异常包括门－腔静脉分流和门－体静脉分流。肝动脉门静脉血管异常是一种罕见的门体系统异常，肝动脉血直接进入门脉循环，导致门静脉高压、获得性门体分流和腹腔积液。

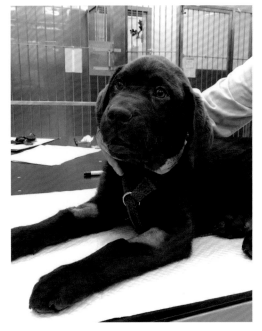

图 50.1 12 周龄雄性巧克力色拉布拉多幼犬

 Ⅱ. 在大型犬中，肝内门体静脉血管异常更常见。该幼犬肝内门体静脉血管异常的可能性较大，腹部 CT 扫描的门静脉造影阶段很容易看到。

肝动脉门静脉血管异常在大型犬中也更常见，但通常在它们年纪较大时诊断出来，并且由于门静脉高压的发展会出现腹水。

 Ⅲ. 门体静脉血管异常患犬（不包括肝动脉门静脉分流术）的常见腹部放射学检查结果包括微肝病（小肝）和双侧肾肿大。在门体静脉血管异常患犬中，尿酸铵膀胱结石也很常见，但通常是透射线的，平片 X 线摄影可能无法检测到。

<hr/>

病例 51

病例 51：问题 一只 3 岁去势雄性德国牧羊犬，有一年偶发反流和体重减轻病史。在过去几周内，其反流变得更加频繁，并且体重减轻正在加速。图 51.1 为胸部正交影像。

 Ⅰ. 食管憩室的 2 种主要类型或类别是什么？二者有何不同？

 Ⅱ. 哪些先决条件或诱发条件可能导致食管憩室？

 Ⅲ. 如何治疗？

 Ⅳ. 你认为预后如何？

病例 51：回答 Ⅰ. 食管憩室的 2 种主要类型是膨出型憩室和牵引型憩室。二者的区别源于引起食道外翻的刺激性损伤或紊乱。膨出型憩室是由食道壁向外的压力导致食道壁衰竭引起。这可能是由于管腔内压力增加，如异物嵌塞或食管阻塞，或由于严重的食管炎导致食管壁肌肉组织完整性丧失和食管黏膜突出。牵引型憩室是食管外、胸腔内病理变化的结果，导致纤维瘢痕组织黏连，收缩时分散食管壁。牵引型憩室涉及食管壁的所有层，而膨出型憩室通常仅涉及黏膜和黏膜下层的疝。

 Ⅱ. 发生膨出型憩室的诱发条件包括异物嵌塞、血管异常（如持久性右主动脉弓）、严重食管炎和食管狭窄形成，以及存在食管扩张。膨出型憩室也可能是先天性的，由食管肌肉组织发育异常引起。牵引型憩室可能由食管外、胸内疾病引起，如严重纵隔炎、大叶性肺炎或导致瘢痕组织形成和挛缩的脓胸。该犬发现有巨食道和大憩室。鉴于犬的年龄和临床症状的持续时间，这可能是先天性疾病。

 Ⅲ. 获得性大憩室，尤其是那些与食管扩张无关的憩室，可以通过手术切除成功治疗。该病例，还有其他证

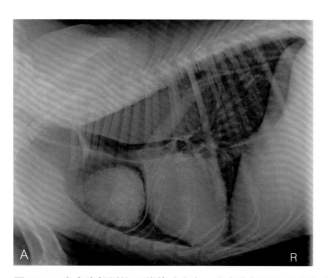
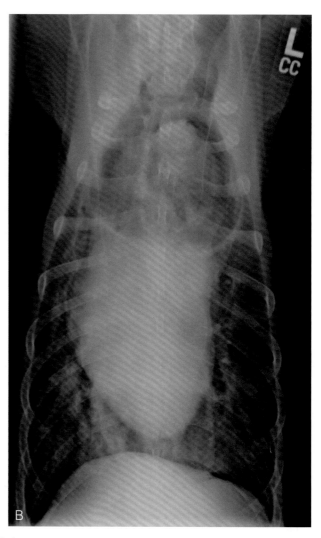

图 51.1　患犬胸部侧位 X 线片（左），患犬胸部正位 X 线片（右）

据表明其存在严重的食管运动障碍（明显的食管扩张），因此仅使用手术进行治疗的预后较差。可以尝试巨食道或食管动力受损的常规医疗管理技术，如喂少量软食和从高位喂食。在较大（如本例中的雄性德国牧羊犬）的犬中，可能需要通过内窥镜或外科手术放置胃瘘管以保证足够的饮食摄入量。

　　Ⅳ. 食管憩室，特别是与食管动力不足相关的大憩室，预后较差。并发症包括发育不良和吸入性肺炎发病风险增加，这可能会危及生命。该病例使用 PEG 管治疗约 6 个月后，由于体重进一步减轻和严重吸入性肺炎最终被安乐死。

病例 52

　　病例 52：问题　一只 4 岁去势公猫出现 5 天间歇性张口呼吸和咳嗽病史。主诉这几周以来，患猫一直在偶尔"试图清嗓子"。该猫养在室内，已完成免疫接种，猫免疫缺陷病毒（feline lmmunodeficiency virus，FIV）/猫白血病病毒（feline leukaemia virus，FeLV）检测呈阴性。猫主人还有多只其他健康猫。

　　在体格检查中，猫很聪明，反应灵敏。体温、脉搏和呼吸频率都在正常范围内。胸腔内可听到正常的支气管水泡音，未出现呼吸困难。拍摄胸腔侧位 X 线片（图 52.1）。

　　Ⅰ. 如何判读该 X 线片？

　　Ⅱ. 你会考虑对该猫进行哪些鉴别诊断？

Ⅲ. 你会考虑哪些额外的诊断检查？

Ⅳ. 区分猫慢性支气管炎和哮喘的主要特征是什么？

Ⅴ. 你打算如何治疗该猫？

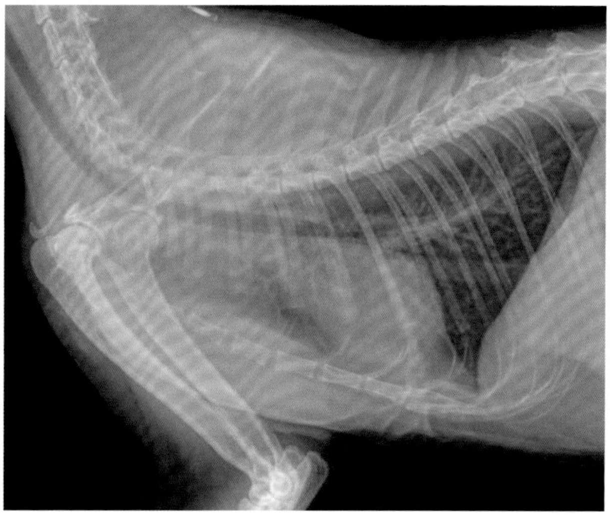

图 52.1　患猫胸部侧位 X 线片

病例 52：回答　Ⅰ. 侧位片显示弥漫性支气管型（“甜甜圈和电车轨道状”），与支气管浸润或慢性支气管炎特征相符。

Ⅱ. 与慢性支气管炎或浸润相关的疾病包括哮喘、特异性慢性支气管炎、肿瘤浸润及在流行地区存在的呼吸道寄生虫（如猫肺线虫或嗜气毛细线虫）。

Ⅲ. 常规生化和 CBC 有助于评估猫的整体健康状况，并筛查可能使治疗复杂化的其他无关疾病过程。在呼吸道寄生虫高发的地区，需要进行适当的检测，通常是改良的巴门氏试验检测猫圆线虫属、粪便漂浮检测和（或）真毛细线虫属痰涂片检测。

可以考虑进行支气管镜检查和支气管肺泡灌洗术，或盲法支气管肺泡灌洗，然后对支气管肺泡灌洗液进行细胞学评估，但这些方法可能导致猫严重支气管收缩，并不总提供有用的信息来鉴别哮喘来自慢性支气管炎还是肺寄生虫病。

动脉血气分析或脉搏血氧测定法可用于评估是否存在低氧血症。这对于在尝试任何压力或侵入性手术之前表现严重临床症状（痛苦、张口呼吸）的猫尤其重要。

Ⅳ. 在临床上，区分慢性支气管炎和猫哮喘的主要特征是咳嗽的频率和病史一致性。患有慢性支气管炎的猫几乎每天咳嗽，通常有痰（表现为咳嗽结束时呕吐或吞咽），而患有哮喘的猫通常会有一段无临床症状的时间。

慢性支气管炎的特点是杯状细胞肥大、黏液积聚和呼吸道重塑，呼吸道直径持续减小，黏液清除受损。哮喘与支气管炎相反，呼吸道平滑肌可能肥大或增生，对刺激反应更强烈。由于主动呼吸道收缩是猫哮喘的重要症状，因此临床症状更具间歇性，并依赖于呼吸道收缩的状态。

支气管镜检查和支气管肺泡灌洗结果对区分猫的哮喘和慢性支气管炎没有很大作用，调查结果有大幅重叠。

Ⅴ. 鉴于该猫有间歇性咳嗽史，最可能的诊断结果是哮喘。在呼吸道寄生虫高发地区，即使未发现虫卵或幼虫也可进行经验性治疗（芬苯达唑、伊维菌素或类似药物）。

糖皮质激素疗法是治疗猫哮喘和慢性支气管炎的主要方法。初始剂量约为 1 mg/kg，每天 2 次，口服，逐渐减少至最小有效剂量。一般来说，哮喘和支气管炎患病动物都可通过这种方式得到很好的治疗。对于长期需要口服大剂量糖皮质激素的患病动物，应考虑使用吸入性糖皮质激素，如氟替卡松。

沙丁胺醇或特布他林等支气管扩张药物可以挽救哮喘患猫的生命，一些患有更严重慢性哮喘的猫也可能受益于这些药物。慢性支气管炎患猫不会出现平滑肌介导的呼吸道收缩，支气管扩张药物几乎没有效果。

有低氧血症的猫最初应通过氧疗和胃肠外支气管扩张剂［特布他林 0.01 mg/kg，静脉注射（IV）或肌内注射（IM）］进行稳定。许多猫也可用轻度镇静以减少呼吸急促和继发性气道收缩。

病例 53　病例 54

病例 53：问题　一只 16 周龄未接种疫苗的雄性德国牧羊犬出现濒死状态，有 36 h 的呕吐和严重的水样出血性腹泻病史。经抢救无效死亡。尸检时可见严重肠炎（图 53.1）。

Ⅰ. 你最有可能给出什么临床诊断？

Ⅱ. 列举一些可能出现这种临床症状的其他疾病。

Ⅲ. 如果你的诊断是正确的，可以通过血液学检查或血沉棕黄层检查观察到该患犬的哪些特征性结果？

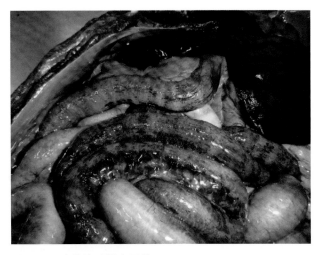

图 53.1　尸检腹腔器官图片

Ⅳ. 该犬的主人家里还有其他几只犬，从该病例的同窝犬到成年犬不等。这些犬都没有及时接种常规推荐的疫苗。你会建议主人如何对待其他犬？

病例 53：回答　Ⅰ. 细小病毒性肠炎。

Ⅱ. 冠状病毒肠炎、急性沙门氏菌病和急性出血性腹泻综合征都可能出现这些症状。考虑到患犬的年龄、品种和所见症状的严重程度，出血性腹泻综合征和冠状病毒性肠炎的可能性较小，而沙门氏菌病通常与水样较少的小肠源性腹泻有关。鉴于该犬没有接种疫苗，最有可能是细小病毒性肠炎，因为环境中有很高的病毒颗粒流行率。

Ⅲ. 细小病毒感染靶向快速分裂的细胞（如导致严重腹泻的肠道隐窝细胞，包括骨髓内的细胞）。这可能出现严重白细胞减少症的特征，通常表现为旋转的 PCV 管上缺乏可见的血沉棕黄层。

Ⅳ. 细小病毒颗粒在环境中持久存在，很容易通过污染物传播，特别是通过可能接触过被粪便污染的环境的物品，如鞋子。此时所有的犬都应该接种疫苗。年长的成年犬，即使以前接种过疫苗，也可能在暴发情况下被感染。幼犬，特别是受累病例的同窝犬，应该被转移到一个经过严格清洁的环境中（最好是浴室或洗衣区，可以用稀释的漂白剂清洗），并与其他健康犬保持距离，直到完成疫苗接种。由于同窝犬是 16 周龄，很可能已经过了母源抗体干扰降低疫苗效力的年龄，建议至少间隔 3 周接种 2 次疫苗。年龄较大的犬应该接种加强疫苗，但对这些犬来说，单次接种就足够了。

病例 54：问题　一只 10 月龄的猫表现出嗜睡、食欲不振和回归热。图 54.1 分别显示了该猫的右眼和左眼。

Ⅰ. 什么是虹膜红变？

Ⅱ. 哪些病毒性疾病可能与猫的前葡萄膜炎有关？

Ⅲ. 你怀疑该猫患有猫传染性腹膜炎（feline infectious peritonitis，FIP）。你会建议做哪些其他的检查？有什么检测方法可以确诊该病？

病例 54：回答　Ⅰ. 虹膜红变是指双眼虹膜前表面变红。这种变化是虹膜表面新生血管形成的结果，是前葡萄膜炎的临床症状。该猫还表现出角膜边缘新生血管形成和右眼炎性渗出沉积（图 54.1A）。

Ⅱ. FeLV、猫疱疹病毒（feline herpes virus，FHV-1）、FIV 和 FIP 都与猫的前葡萄膜炎有关。总体上，前葡萄膜炎在 FIV 和 FIP 患猫中更为常见。FHV-1 感染更常出现结膜炎和角膜炎，但一些病例也会出现前葡萄膜炎。

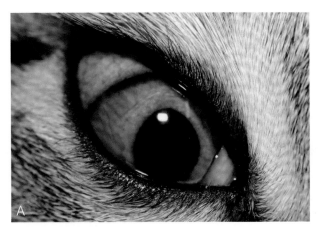
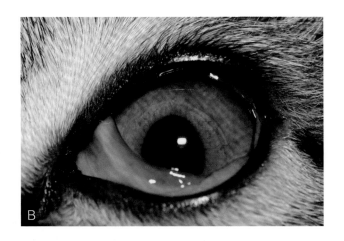

图 54.1　患猫右眼外观（A）左眼外观（B）

Ⅲ.FIP 的死前诊断通常具有挑战性，特别是与前葡萄膜炎相关的干型。临床特征是对药物治疗无反应的发热、炎症性白细胞像和副蛋白血症（尤其是低白蛋白伴球蛋白升高）等。以上 3 种症状均存在于该猫。确诊通常基于受累器官的组织学检查，以及猫冠状病毒抗原染色阳性。有基于 PCR 检测方法进行诊断的报道，但缺乏敏感性。

病例 55

病例 55：问题　图 55.1 为接种疫苗前接受常规临床检查的猫眼底。

Ⅰ.你的下一步诊断步骤是什么？

Ⅱ.易受高血压引起损伤的主要终末器官有哪些？

Ⅲ.该猫患有中度至重度高血压（收缩压 175 mmHg，是 5 次读数的平均值），血清甲状腺激素浓度正常。你打算如何治疗该患猫？

病例 55：回答　Ⅰ.视网膜血管扭曲和视网膜少量出血是系统性高血压和高血压性视网膜病的标志性病变。猫系统性高血压的主要原因包括急性或慢性肾损伤、甲状腺功能亢进、糖尿病、肾上腺皮质功能亢进和醛固酮增多症。15% ~ 20% 的猫患有特发性高血压。

鉴于上述临床检查结果和潜在病因，接下来的诊断步骤应包括测量收缩压、常规生化检查和尿液分析、测量 TT$_4$ 浓度和胸片以筛查高血压诱发性心肌病。二级诊断测试将以初步筛查的结果作为指导。

Ⅱ.特别容易受到高血压引起损伤的终末器官包括视网膜（图 55.2）、肾实质和心肌。持续严重的高血压（>180 mmHg）除了对列出的终末器官造成严重影响之外，还有出现中枢神经系统症状（高血压脑病、血管意外）的风险。

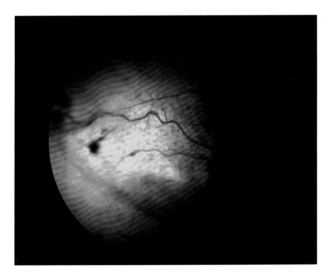

图 55.1　患猫眼底检查图像

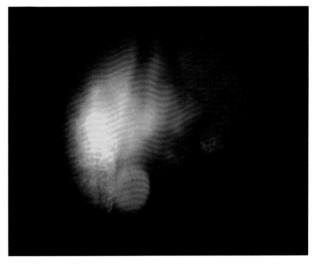

图 55.2　失控系统性高血压患猫视网膜脱离区域的眼底图像

Ⅲ.由于血清甲状腺激素正常，有效排除了甲状腺功能亢进引起的高血压，急性或慢性肾功能不全成为该猫高血压的最可能原因。将该猫按照 IRIS 指南进行分期，评估蛋白尿尤为重要，因为这一检查结果为是否需要更早添加血管紧张素转换酶抑制剂提供依据。对于持续存在中度至重度高血压且有高血压引起的终末器官损伤（视网膜改变，如果存在，也可能是肾脏疾病的一个组成部分）的患猫，需要进行降压治疗。钙离子通道阻滞剂氨氯地平（0.625 mg/ 猫）被认为是首选的治疗方法。由于该猫有终末器官损伤的症状，因此，在开始治疗后的 72 h 内应密切监测血压（每天 1 次）。国际猫病学会制订了猫高血压管理共识指南，发表在 *Journal of Feline Medicine and Surgery*（《猫科动物医学与外科杂志》，2017，19：288–303）。

病例 56

病例 56：问题　一只中年大型患犬被带来就诊，你初步诊断为特发性炎症性肠病，依据为发现的相关临床症状（腹泻、体重减轻、食欲不振），且其对新型 / 低过敏性饮食调整试验无反应。

　　Ⅰ. 请说出理论上应排除的另一个重要的鉴别诊断。

　　Ⅱ. 应根据哪些因素（临床症状或实验室结果）帮助评估该犬的预后？

　　Ⅲ. 你认为在开始抗炎或免疫抑制疗法之前对该患犬进行胃肠道活检至关重要吗？ 如何证明你的观点？

　　病例 56：回答　　Ⅰ. 从所给的病史来看，尚未排除 ARD（通常也称为泰乐菌素敏感性腹泻，因为这种抗生素的普遍使用）的可能性。对于中年大型犬，这是一个重要的鉴别诊断。

　　Ⅱ. 提示预后较差的临床症状和实验室检查结果包括低钴胺素血症、低蛋白血症、特异性犬胰腺脂肪酶（Spec-cPL）浓度升高及高疾病活动性（根据临床症状的严重程度和数量判断）。预后较差的另一个指标是内窥镜检查时黏膜外观出现客观上的严重变化，但这需要更具侵入性的检查。

　　Ⅲ. 严格来说，特发性炎症性肠病的诊断需要胃肠活检和验证炎症存在的检查。活组织检查的一些潜在的好处是对复杂疾病（如淋巴管扩张）的识别（如果存在）或肿瘤疾病的识别。由于特发性炎症性肠病是一种排除性诊断，因此，临床医生应尽一切努力排除其他可能的诊断。

　　与此相反的论点是，除了肿瘤性疾病，胃肠道活检的结果有很小的可能性改变治疗建议或计划，而其他侵入性较小的检查无法实现。例如，识别淋巴管扩张可提示饮食脂肪限制，但常规生化检查中存在低白蛋白血症或低蛋白血症有相同提示。活检最重要的发现是胃肠道肿瘤的存在，这可能会改变该患犬的治疗计划。实际上，该患犬发生胃肠道肿瘤的可能性很低，因为犬的大多数胃肠道肿瘤要么比该病史更具生物学侵入性（例如，犬的胃肠道淋巴瘤通常是一种存活时间短的淋巴母细胞表型），要么具有更多局部影响导致额外的临床症状，如黑便或呕吐 / 吐血，会导致不同的诊断路径。

　　临床医生的偏好明显不同，但在该病例中，作者将继续采用"慢性肠病"的描述性诊断而不是特发性炎症性肠病，并且可以进行抗生素试验，然后再进行抗炎治疗，无需胃肠道活检。

病例 57　病例 58

病例 57：问题　　一只 3 岁雌性边境牧羊犬产下 9 只幼犬 8 天后出现颤抖、僵硬和明显的喘气（图 57.1）。所有的幼犬都很健康，而且护理良好。使用内部血气分析系统测量钙离子和镁离子浓度，得出结果如下。

　　Ⅰ. 钙离子浓度：0.93 mmol/L（参考范围：1.25 ～ 1.45 mmol/L）

　　Ⅱ. 镁离子浓度：0.42 mmol/L（参考范围：0.74 ～ 1.23 mmol/L）

　　Ⅰ. 哺乳母犬产后搐搦（子痫）的已知危险因素是什么？

　　Ⅱ. 你对该犬的紧急治疗方案是什么？

　　Ⅲ. 患有子痫的母犬中常见低镁血症吗？

　　Ⅳ. 低镁血症会引起哪些并发症（如果有的话）？

　　病例 57：回答　　Ⅰ. 产后搐搦（子痫）最常见于产后 7 ～ 14 天，与哺乳期间钙流失显著增加有关。妊娠后期胎儿骨骼的骨化也可能导致母犬全身钙耗尽。犬发生子痫的风险因素包括品种较小、产仔较多（对边境牧羊犬来说，9 只幼犬的产仔数相对较多）、母犬缺乏钙质饮食和钙补充剂使用不当。孕晚期补钙过多会导致甲状旁腺萎缩，抑制 PTH 合成，导致无法从骨骼中调动体内钙储存，减少胃肠道对钙的吸收。

　　Ⅱ. 建议立即用 10% 葡萄糖酸钙溶液治疗，缓慢 IV 至效。在钙输注期间，应监测心率和节律，如果检测到心动过缓或心律失常，应停止输注。用于稳定病情的葡萄糖酸钙的典型剂量为 0.5 ～ 1.5 mL/kg。

　　Ⅲ. 大约 40% 患有子痫的母犬存在离子化低镁血症。

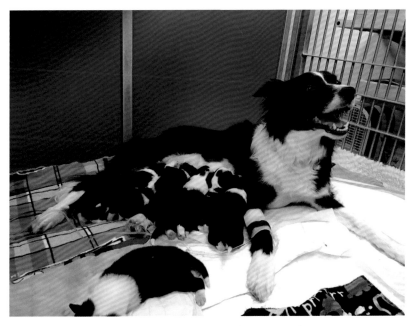

图 57.1　一只产后出现颤抖、僵硬和明显气喘的 3 岁雌性边牧

Ⅳ. 低镁血症是 PTH 活性的重要因素,低镁血症与骨和肾对 PTH 的抵抗有关。由于骨骼对 PTH 的反应性降低,哺乳期间钙动员减少,产前持续性低镁血症可能导致子痫发作。镁钙比的改变会对神经肌肉功能产生重要影响,镁钙比降低导致子痫母犬手足抽搐的风险增加。低镁血症患病动物的住院时间更长,且危重患病动物的预后通常较差。该病例需要补充镁。

病例 58:问题　你正在为一只患犬治疗慢性大肠性腹泻的症状,其特征是反复出现黏液样便,偶尔出现里急后重和便血,以及偶尔腹痛,粪便细胞学和寄生虫学无异常。

该犬主人有兴趣为该患犬实施饮食管理疗法。你会建议哪些饮食调整方案? 你会先尝试哪一种?

病例 58:回答　有几种饮食调整方案可用于治疗大肠性腹泻,通常应在进行更昂贵和更具侵入性的诊断测试(如结肠镜检查和活检)之前进行试验。这些方案包括补充纤维(可溶性、部分发酵或不溶性),使用新的蛋白质来源或改良抗原、低过敏性饮食和使用高度易消化的饮食。

很难预测这些疗法的治疗效果,可能需要对不同饮食进行多次试验。纤维敏感性结肠炎在患有大肠性腹泻的犬中很常见,使用纤维补充剂通常是适当的第一步。在饮食中添加不溶性纤维(使用麦麸等产品)对一些患病动物的治疗效果良好。在其他患病动物中,通过同时添加可溶性和不溶性纤维(如车前子)可以看到更好的效果。精心配制的高纤维饮食经常被用于犬的减肥方案,也是值得考虑的。

在作者的实践中,新的蛋白质来源或特定的低过敏性饮食通常用作大肠性腹泻患犬的次选治疗试验。总体而言,由蛋白质不耐受引起的食物敏感性疾病在小肠性腹泻患犬中更为常见。

病例 59

病例 59:问题　一只 5 月龄雌性德国牧羊犬(图 59.1)有 3 个月的呼吸声增加、咳嗽和双侧鼻分泌物的病史,鼻分泌物从浆液性到黏液性分泌物不等。其接受了几轮抗生素治疗(阿莫西林、头孢氨苄),随后根据支气管肺泡灌洗和培养结果使用甲氧苄啶 – 磺胺。该犬已完成最新的疫苗接种,并定期完成心丝虫和肠道寄生虫预防。主诉其经常昏睡,但食欲良好,饮水适量。

体格检查时,该犬体温正常,为 38.6℃(101.5 ℉),体重 22 kg(48 lb),体况评分为 6/9。整个肺部均听诊

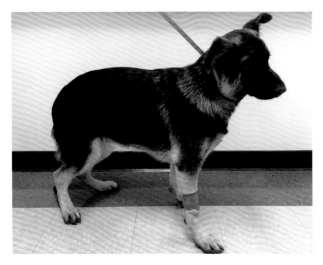

图 59.1　5 月龄雌性德牧患犬

为尖锐湿啰音，双鼻孔均有明显的浆液性分泌物。其余体格检查无异常。

图 59.2 为胸部和前腹部的 CT 图像，静脉注射造影剂后在冠状切面中重建影像。提供了肺（图 59.2A）和软组织（图 59.2B）图像。

Ⅰ. 如何判读放射学检查图像？

Ⅱ. 这种情况最可能做出什么诊断？

Ⅲ. 你将使用哪些额外的诊断测试来确诊？

Ⅳ. 你将如何治疗该病例？

Ⅴ. 可能的预后是什么？

病例 59：回答　Ⅰ. 肺（图 59.2A）显示多灶性严重肺泡浸润，影响左右颅骨和右肺中叶。在所有肺叶的外围可观察到明显的支气管扩张。完全内脏逆位，心尖向右旋转。在软组织重建中（图 59.2B），胆囊位于中线左侧，而脾头部位于腹部右侧。

Ⅱ. 原发性纤毛运动障碍伴支气管扩张、鼻窦炎和完全内脏逆位、Kartagener's 综合征。

Ⅲ. 鼻黏膜活检，以便对纤毛结构进行透射电子显微镜检查。如果患病动物是非去势雄性，精液评估可能显示无精子症或精子活力异常。

Ⅳ. 在原发性纤毛运动障碍（如图所示，大约 50% 的原发性纤毛运动障碍病例中存在 Kartagener's 综合征）的患犬中，黏液纤毛毡层机制无法清除呼吸道中吸入的细颗粒和环境微生物。严重的支气管肺炎反复发作很常见，感染动物需要反复使用抗菌药物治疗。抗菌药物的选择应基于气道样本的培养和敏感性测试结果。样本可以通过支气管肺泡灌洗或经气管冲洗获得。

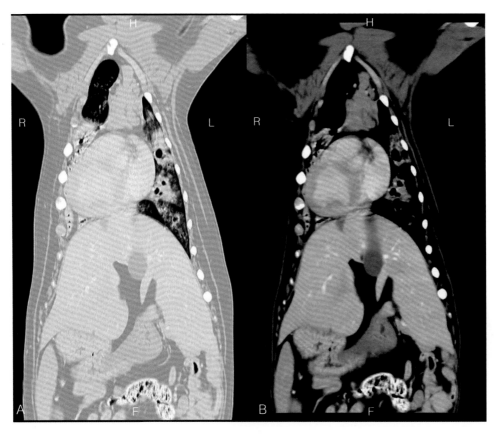

图 59.2　患犬胸部和前腹部静注造影肺部冠状面（A），患犬胸部和前腹部静注造影软组织冠状面（B）

　　严重的支气管扩张是黏液清除受到干扰造成的。用黏液溶解剂（N–乙酰半胱氨酸）、盐水雾化和定期胸腔穿刺治疗可能有助于清除肺部渗出液。避免使用镇咳药和接触呼吸道刺激物（吸入烟雾、非常干燥的空气、多尘的环境）。系统性疾病患病动物可能需要住院治疗、静脉输液治疗以保持水分和补充氧气。

　　Ⅴ. 原发性纤毛运动障碍 /Kartagener's 综合征患犬的预后通常很差。由于持续治疗的困难，许多动物会死于复发性支气管肺炎或被安乐死。该病例在诊断后约 8 周，因再次发生严重的支气管肺炎而被实施安乐死。

　　已在几个犬种中发现原发性纤毛运动障碍。已有研究证明在纽芬兰犬和英国古代牧羊犬品种中具有常染色体隐性遗传模式，并且很可能在其他品种中以类似的方式遗传。如果被确诊，患犬的亲本动物不应再进行繁殖，理论上，应对亲本动物进行绝育以防止突变的进一步传播。

病例 60

　　病例 60：问题　　一只 4 岁去势雄性家养短毛猫有 2 ~ 3 周的食欲不振史。体格检查时，猫脸色苍白，有轻微发热［直肠温度 39.3℃（102.7 °F）］。腹部触诊发现猫有轻度脾肿大。猫的红细胞压积为 22%（预期范围为 35% ~ 45%）。图 60.1 为用罗曼诺夫斯基染色（如 Diff-Quik）的新鲜外周血涂片。

　　Ⅰ. 你在这张涂片上看到了什么？你的临床诊断是什么？

　　Ⅱ. 染色沉淀物常与细胞外生物混淆。哪些显微镜下的发现可证实猫红细胞上存在猫血巴尔通体？

　　Ⅲ. 细胞外细菌检测是一种特异性的，但相对不敏感的猫传染性贫血的诊断试验。这是为什么呢？还有其他的诊断测试方法吗？

　　Ⅳ. 猫血巴尔通体的主要传播方式是什么？

　　病例 60：回答　　Ⅰ. 位于外周的、细胞外的、深蓝色染色的钝棒对球状微生物有极其严重的红细胞侵染。这些微生物也广泛存在于红细胞之间的背景中。这与猫传染性贫血（feline infectious amemia，FIA）的诊断相符。FIA 中最重要的传染源是猫嗜血支原体，以前称为猫血巴尔通体。

　　Ⅱ. 支原体生物通常存在于红细胞的边缘，一般表现为非常薄的米状嗜碱性结构。相比之下，染色沉淀剂颗粒随机分布在红细胞的所有部分，形状不一，呈圆形至颗粒状，可能以聚集体形式存在，并且颜色通常为深嗜碱性至洋红色。图 60.2 为嗜血支原体生物的典型示例。

　　Ⅲ. 在具有相似临床症状的猫中准确识别支原体生物体是对该诊断的有力支持。然而，寄生虫血症的程度具有很强的周期性，猫可能在几天到几周的时间内几乎没有或不会表现出任何感染寄生虫的迹象。贫血的严重程度与检出寄生虫的可能性之间没有关系。支原体也经常从细胞表面丢失，只能在载玻片背景中检测到，可能与染色

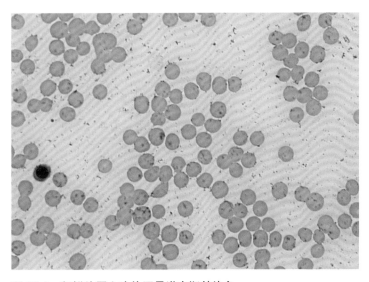

图 60.1　新鲜外周血涂片罗曼诺夫斯基染色

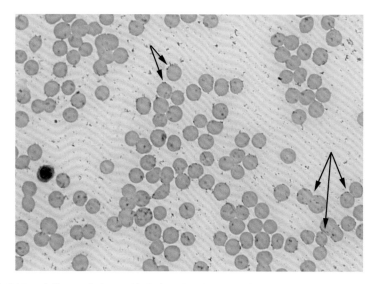

图 60.2　来自 FIA 患猫的外周血涂片显示非常严重的猫嗜血支原体感染。箭头表示这些支原体在猫红细胞上的典型外观。在这种情况下，载玻片背景中也存在许多生物体，它们可能与染色沉淀物混淆，但请注意，这些结构中的大多数都显示出与红细胞膜上的生物体相同的钝棒形至球形

沉淀物混淆。

　　现在可以使用基于 PCR 的猫嗜血支原体的病原检测，其敏感性和特异性明显优于血液涂片检查。

　　Ⅳ. 患猫之间主要通过节肢动物寄生虫（跳蚤）传播猫嗜血支原体，但还有一些证据表明，打架和咬伤能够直接传播该生物，在家猫的唾液、牙龈和爪床上可检测到猫嗜血支原体 DNA。

病例 61

　　病例 61：问题　　根据病史、临床症状和脑脊液分析，一只 7 月龄雄性迷你贵宾犬被暂时诊断为原因不明的脑膜脑脊髓炎（meningoencephalomyelitis，MUO）（完整病史和检查请参见病例 136），并正在进行中枢神经系统感染微生物的血清学检测。不幸的是，患犬主人的经济条件有限，而犬的病情迅速恶化到需要机械通风的程度。该犬被实施安乐死，尸体被送去进行尸检。中枢神经系统组织切片见图 61.1

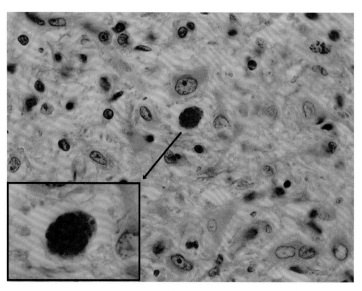

图 61.1　中枢神经系统组织切片（苏木精 – 伊红染色）

Ⅰ.这张切片中能看到什么微生物？

Ⅱ.该微生物最重要的次要宿主或中间宿主是什么？

Ⅲ.如果在死前就确诊这种感染，有哪些治疗方法？

Ⅳ.有这种疾病临床表现的犬预后如何？是否有与预后不良相关的因素？

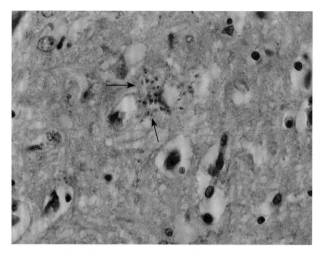

图 61.2　中枢神经系统组织切片（苏木精 – 伊红染色），箭头处可见速殖子

病例 61：回答　Ⅰ.在该切片中可见，并在左下角被放大的是一个包含原虫缓殖子的包囊结构。在其他部分（图 61.2 中箭头），可以看到速殖子（一种分裂速度更快的寄生虫）。该犬针对犬新孢子虫的血清抗体滴度 >1：800，刚地弓形虫血清阴性。这些组织病理学和血清学发现与该犬播散性新孢子虫病的诊断相符。

Ⅱ.犬新孢子虫是牛流产的最重要原因。这种生物对养牛业的经济影响是巨大的。该生物在全球范围内遍布，并且在某些地区感染率极高（高达 100% 的牛群），牛通过接触犬粪便中的卵囊及通过胎盘垂直传播而被感染。犬可能因食用生肉、流产胎儿或其他含有缓殖子包囊的内脏而被感染。犬也很常见通过直接的粪便 / 口腔途径感染。

犬（和其他相关犬科动物）是这种生物的主要宿主，在胃肠道内进行有性生殖。虽然牛通常被认为是犬新孢子虫最重要的中间宿主，但其他食草动物（水牛、鹿、马、羊）也可以作为中间宿主，并且已经观察到鹿与野犬和郊狼之间的森林传播。犬也能够充当中间宿主，如本病例中组织囊肿的发展，但作为中间宿主的犬不太可能成为疾病传播的重要因素。

Ⅲ.一些犬对克林霉素和磺胺嘧啶 – 甲氧苄啶联合治疗（分别为 10 mg/kg，PO，q8 h 和 15 mg/kg，PO，q12 h）产生反应，持续时间较长（4 周或更长时间）。在较年轻的动物（9 ~ 12 周龄的幼犬）中，可以尝试用克林霉素单药治疗（75 ~ 150 mg/ 犬，PO，q12 h），持续较长时间（6 个月或更长时间）。

应避免使用糖皮质激素和其他免疫调节疗法。免疫抑制剂可能导致病情严重恶化，因此，发现有脑膜脑炎迹象的犬时也需对其进行新孢子虫和弓形虫的血清学检查。

Ⅳ.未经治疗的患犬几乎总是会死亡，或出于人道原因被安乐死。即使在受累较轻的个体中，由于治疗持续时间长和治疗费用较高，预后也很差。幼犬和具有快速发展的神经系统症状的犬预后很差，即使采用积极治疗也很少表现出临床改善。

病例 62

病例 62：问题　一只 8 岁绝育雌性拉布拉多寻回猎犬被诊断为多尿症。动物主人表示该犬在过去 3 周内一直在过度饮水和排尿，该犬在临床的其他方面表现健康。体格检查时，该犬聪明且机警。直肠触诊时发现左侧肛门囊增大，约为正常大小的 2 倍。其余的体格检查均正常。

进行血清生化检查，发现该犬患有高钙症，总钙 =3.8 mmol/L（15.1 mg/dL），参考范围：2.4 ~ 2.8 mmol/L（9.5 ~ 11.0 mg/dL）；轻度低磷血症，磷 =0.8 mmol/L（2.5 mg/dL），参考范围：1.0 ~ 1.9 mmol/L（3.0 ~ 6.0 mg/dL）。其血浆钙离子也升高至 1.7 mmol/L（参考范围：1.25 ~ 1.45 mmol/L）。

图 62.1 和图 62.2 为肛门囊细针抽吸物的细胞学检查结果。

Ⅰ.你会如何描述和解释肛门囊抽吸物的细胞学特征？

Ⅱ.这种肿瘤类型如何引起高钙血症？

Ⅲ.哪些其他肿瘤类型通常与类肿瘤性高钙血症有关？

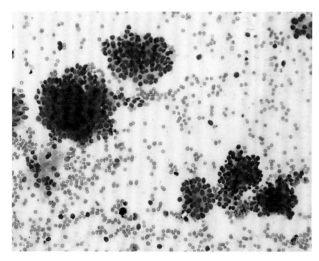

图 62.1　肛门囊肿，10 倍放大

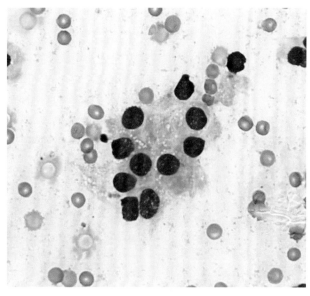

图 62.2　肛门囊肿，100 倍放大

Ⅳ. 哪些额外的诊断可能有助于为该犬制订预后和治疗计划？

Ⅴ. 你对该病例有哪些治疗建议？该动物的预后如何？

病例 62：回答　Ⅰ. 细胞学，在少量红细胞和少量血液相关白细胞中观察到集簇上皮细胞。上皮细胞表现出轻度多型现象。其细胞边界不明显，大致为圆形，有时呈圆形腺泡状（图 62.2）。细胞核质比高，位于中央的细胞核呈圆形，染色质细腻，核仁不明显。轻度不等核分裂，其细胞质轻度嗜碱性。背景为轻度嗜碱性，包含分散的裸核。

这些细胞学特征是神经内分泌上皮肿瘤的特征。由于采样的肿物位于肛门囊中，因此，可诊断为顶泌腺肛门囊腺癌。尽管肿瘤细胞表现出低恶性细胞学标准，但顶泌腺肛门囊腺瘤普遍被认为是恶性的。

Ⅱ. 在顶泌腺肛门囊腺癌患犬中经常观察到类肿瘤性高钙血症，约 25% 的患犬在初步诊断时被发现，高达 90% 的犬在癌症晚期被发现患有该病。高钙血症是由肿瘤细胞异常产生和全身释放甲状旁腺激素相关肽（PTHrp）引起的。PTHrp 在功能上类似于 PTH，能够通过全身 PTH 受体结合和转导信号。其通过多种机制导致血清钙浓度升高，包括增强肾脏钙保留、增加钙从破骨细胞吸收中的动员，以及将维生素 D 前体活化为最有效的维生素 D 化合物 1, 25- 二羟胆钙化醇。同时，PTHrp 增加肾磷排泄，导致低磷血症。这个过程通常被称为恶性肿瘤的体液性高钙血症。

Ⅲ. 高钙血症和低磷血症的双重模式应引起临床对恶性肿瘤体液性高钙血症的关注。除了顶泌腺肛门囊腺癌，犬的多中心 T 细胞淋巴瘤经常与类肿瘤性高钙血症有关。25%~40% 的多中心 T 细胞淋巴瘤患犬具有产生 PTHrp 的肿瘤类型。在犬胸腺瘤、鳞状细胞癌、肝腺癌和嗜铬细胞瘤中也报道了异常的 PTHrp 合成。犬原发性甲状旁腺功能亢进的临床表现和血清生化异常与恶性肿瘤的体液性高钙血症几乎相同。因此，原发性甲状旁腺功能亢进是犬并发高钙血症和低磷血症的另一种鉴别诊断。

Ⅳ. 为了帮助区分原发性甲状旁腺功能亢进和体液性高钙血症，可以测量血清钙离子浓度、PTH 和 PTHrp，这种激素检测通常被称为"恶性检测组套"。PTHrp 增加、钙离子浓度增加和 PTH 减少被认为是体液性高钙血症的诊断依据。顶泌腺肛门囊腺癌和淋巴瘤都会产生这种症状，需要通过其他诊断手段加以鉴别。原发性甲状旁腺功能亢进会表现出 PTH 正常或升高、钙离子浓度增加和检测不到 PTHrp。

对于被诊断为顶泌腺肛门囊腺癌的犬，对患犬转移性疾病的评估可以说是最重要的诊断考虑因素。腰下淋巴结的肿瘤扩散很常见，初步诊断时在 40%~70% 的犬中发现。肺部是另一个常见的扩散部位，约 10% 的犬在诊断时有肺部病变。

Ⅴ. 对于顶泌腺肛门囊腺癌局限于肛门囊的犬，建议手术切除肿瘤和受累腺体。虽然手术切除在少数情况下可能会治愈，但大多数犬都有微小的残留和（或）转移性疾病。由于残留病灶，许多犬会在手术后 1 年内出现局部肿瘤复发，最终发展为扩散性疾病。仅通过手术，平均存活时间约为 500 天，2 年生存率约为 35%。除了手术切除，只有原发瘤的犬可以接受术后放疗和化疗。这些更具侵入性的疗法可能会将平均生存时间延长至 24 ~ 30 个月。

对于初步诊断有腰下淋巴结转移的犬，建议手术切除原发肿瘤和受累淋巴结。相对于单独切除原发肿瘤，切除淋巴结可将平均生存时间额外延长 8 个月。对于患有肺部疾病的犬，全身化疗是主要的治疗方法。铂类药物，特别是卡铂，是最常用的。然而即使采用化疗，这些动物的存活时间也很少超过 6 个月。

对于顶泌腺肛门囊腺癌患犬，已经确定了许多负面的预后指标。如果在诊断时存在以下特征，生存时间均有所缩短：淋巴结转移、肺转移、高钙血症和直径 >10 cm 的原发肿瘤。

病例 63

病例 63：问题　一只 4 岁雄性捕鼠狸表现出持续 1.5 年的慢性咳嗽。偶发咳嗽，与运动无关。临床症状除轻度外周嗜酸性粒细胞增多外，血液检查未见异常。另未见微丝蚴血症，听诊未见心杂音。进行 X 线摄影获得该犬的胸部三视图（图 63.1）。

Ⅰ. 如何判读以上 X 线片？你的诊断是什么？

Ⅱ. 这种情况是如何形成的？是否有犬的种类或品种有这种易患倾向？

Ⅲ. 你打算如何治疗该犬？

病例 63：回答　Ⅰ. 胸部的背腹位（图 63.1A）、左侧位（图 63.1B）和右侧位（图 63.1C）X 线片显示整个肺叶有多个弥漫性圆形和管状透射线区，与扩大和曲折的支气管（图 63.2 中黑色箭头）一致。此外，在整个肺叶中有中度至重度弥漫性斑片状间质至肺泡型；肺叶腹侧最明显。右肺尾叶，扩张的支气管周围软组织密度不明确。未发现明显的心血管异常。

这些影像学检查结果与慢性支气管肺炎和严重弥漫性支气管扩张特征最为相符。支气管扩张症是支气管扩张和正常的支气管向外周逐渐变细。如果在肺周围发现大面积的支气管腔，这是不正常的，因为我们通常很难识别遍布在肺周围的较小的支气管。另外，右肺尾叶的软组织衰减病变和遍布肺部的斑片状肺泡型病变可继发于局灶

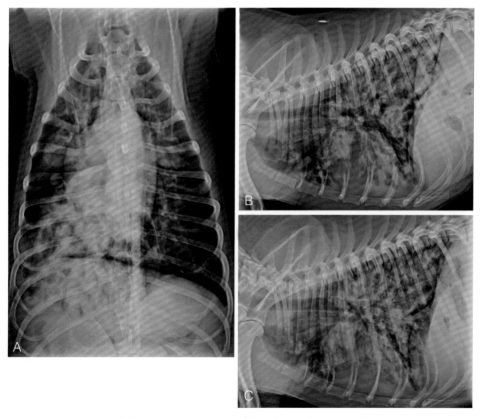

图 63.1　患犬胸部的背腹位（A）、左侧位（B）和右侧位（C）X 线片

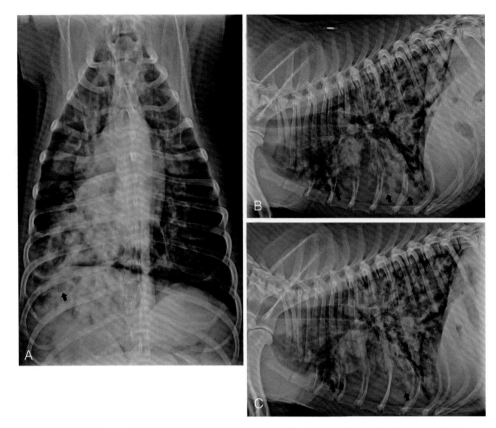

图 63.2　患犬胸部的背腹位（A）、左侧位（B）和右侧位（C）X 线片，箭头处表示支气管扩大和曲张

性肺炎和（或）肉芽肿形成，包括嗜酸性支气管肺炎、继发于寄生虫病或真菌病的肉芽肿。弥漫性肿瘤病变的可能性较小。

Ⅱ. 支气管扩张在犬中很少见，老年犬比幼龄犬更常见。支气管扩张是由于支气管壁的正常结构的完整性丧失而引起的不可逆的支气管扩张性疾病。支气管扩张通常继发于慢性、复发性气道炎症和支气管的感染、阻塞及纤维化。支气管扩张可能会发生局灶性或弥漫性病变。当发生弥漫性病变时，应考虑导致纤毛功能异常的先天性疾病（见病例 59），受累患犬容易反复出现呼吸道感染，所以鉴别病例是否为支气管扩张尤为重要。通过调查研究发现：迷你贵宾犬、美国可卡犬、英国史宾格猎犬、西高地白㹴犬和西伯利亚哈士奇犬都为易感品种。

Ⅲ. 支气管扩张症的治疗极具挑战性。此病是不可逆的，因此，重点是改善犬的生活质量，并通过积极控制潜在的支气管炎阻止或延缓疾病的进一步恶化。治疗慢性支气管炎的主要方法是糖皮质激素疗法，口服强的松（最初 1 ~ 2 mg/kg，然后逐渐减少至最小有效剂量）或吸入氟替卡松（125 μg，q12 h）。还可以使用支气管扩张剂，如茶碱，茶碱对大约 50% 的患犬有治疗效果。如果犬过于肥胖，便要积极地进行减肥计划。肥胖会加重咳嗽，影响肺功能，同时也会导致运动耐受性降低。镇咳药有助于维持患犬和动物主人的生活质量，并减少由咳嗽本身引起的持续气道炎症。临床上通常需要使用氢可酮等麻醉性镇咳药，此类非处方镇咳药对犬的副作用很小。除此之外，积聚的黏液是细菌感染的一个潜在区域，促进黏液清除对患有支气管扩张的犬也特别重要。在住院患病动物中，有效的治疗方法通常是吸入雾化 N- 乙酰半胱氨酸，然后使用支气管扩张剂。除了吸入药剂，口服 N-乙酰半胱氨酸（30 ~ 60 mg/kg，BID）似乎对门诊治疗中的许多犬也有效果。最后，在日常生活中应加强对犬胸肌的训练，能帮助促进黏液清除；混合用药吸入药剂和口服 N- 乙酰半胱氨酸，每天 2 次，每次最多 5 min，如果在服用途中引发严重咳嗽，应当立即停止。

病例 64　病例 65

病例 64：问题　在年度健康检查中，一只患犬在一项内部多试剂 ELISA 试验中被检测出莱姆病阳性。主诉该犬在运动后偶尔会有轻微的跛行现象。你的诊所位于蜱虫流行率极低的地区。

　　Ⅰ.该如何判读这个检测结果？还需要什么额外的信息来进行诊断？

　　Ⅱ.如果你的诊所在一个蜱发病率很高并且伯氏疏螺旋体呈地方性流行的区域，你的解释会有什么变化？

　　Ⅲ.你有理论依据治疗该患犬吗？

　　病例 64：回答　Ⅰ.检测方法的诊断效果取决于检测的敏感性、特异性和预期患病率。关于检测的敏感性和特异性的特点则表现为：特异性较低的检测会有较高的假阳性诊断率。而在患病率非常低的环境中，结果更有可能是假阳性。

　　Ⅱ.随着局部患病率的提高，即使检测的特异性较低，检测结果为真阳性的可能性也会增加。在蜱作为媒介传播疾病的高发地区，该检测结果将为进一步开展更敏感和更具体的参考检测提供依据。

　　Ⅲ.即使是在伯氏疏螺旋体高度流行的地区，根据所提供的信息也很难判断如何合理地治疗患犬。因为许多血清呈阳性的犬不会继续表现出明显的莱姆病症状。而在仅有的临床症状中，我们并没有真正正确的诊断依据去开展对此患犬的治疗。

　　病例 65：问题　一只 4 岁去势雄性德国牧羊犬被带来就诊，有 6 个月的腹泻稀便，体重逐渐减轻病史。体格检查、CBC 和生化指标均无异常。采集血清样本进行 TLI、钴胺素和叶酸测试，结果如表 65.1 所示。

表 65.1　患犬血清 TLI、钴胺素和叶酸检测结果

分析物	结果	参考范围
犬 TLI	6.7 μg/L	5.7 ~ 45.2 μg/L
钴胺素	212 ng/L	251 ~ 908 ng/L
叶酸	46 μg/L	7.7 ~ 24.4 μg/L

　　Ⅰ.根据表中给出的值，此时是否可以排除一些鉴别诊断？

　　Ⅱ.钴胺素和叶酸的吸收部位在哪里？

　　Ⅲ 什么是小肠微生态失调？

　　病例 65：回答　Ⅰ.EPI 是根据该患犬临床症状的合理初步鉴别诊断结果。然而，考虑到犬的年龄，这种诊断的可能性确实较低。大多数由胰腺腺泡萎缩引起的 EPI 病例在 6 个月左右开始出现症状，多数病例在 12 ~ 18 个月时被诊断出来。而该犬血清 TLI 浓度依旧在正常范围内，所以排除该犬同时患有胰腺腺泡萎缩和 EPI 的可能性。

　　Ⅱ.血清钴胺素（又称维生素 B$_{12}$）和叶酸可被视为小肠黏膜吸收功能的替代标志物。这 2 种都是水溶性维生素，通过受体介导吸收，受体的丧失可能导致这 2 种维生素的血清浓度降低。钴胺素受体仅在回肠中发现，而叶酸受体则位于十二指肠。因此，这些血清维生素浓度的变化可以提示小肠区域受到黏膜疾病的影响。循环中的叶酸主要源于饮食和由消化道内细菌原位合成的叶酸的吸收。十二指肠内细菌总数的增加，或十二指肠内叶酸合成细菌的增加，可导致血清叶酸浓度的增加。

　　Ⅲ.小肠微生态失调是指在小肠腔内存在的细菌微生物群对患犬的健康和胃肠功能不利。"菌群失调"是一个笼统的术语，既包含了过量的"正常"肠道细菌的存在，也包含了小肠微生物群中细菌种类的干扰或异常选择的存在。小肠微生物群的这些变化可能与消化功能的变化、饮食成分代谢产生腹泻化合物，以及与宿主生物直接竞争可代谢能量有关。

　　小肠微生态失调的直接诊断十分困难，小肠微生物群中的许多细菌种类目前无法培养，因此，十二指肠液培养可能具有一定误导性。若小肠微生态失调，动物血清钴胺素和叶酸浓度将出现异常，因为在钴胺素被吸收之前，

许多肠道细菌都是它的直接竞争对手，而小肠细菌也可以是叶酸合成器，能够将合成的叶酸释放到胃肠道内。因此，小肠微生态失调患犬的血清钴胺素浓度通常会轻微至中度下降，而血清叶酸浓度则会升高。

病例 66

病例 66：问题　一只 3 岁雄性法国斗牛犬最近出现呼吸窘迫，表现为前两周呼吸时有喘息。该犬在体格检查时聪明、机警、反应灵敏。直肠温度为 40.0℃（104.1 ℉），心率轻度升高，为 150 次 / 分，呼吸频率为 40 次 / 分。在呼吸过程中，注意到明显的腹部发力。肺听诊提示有上呼吸道杂音，无法听清下呼吸道呼吸音。喉部听诊显示明显的吸气性鼾声、喘鸣和呼气性喘息。心脏听诊未见杂音或心律失常。

X 线片（图 66.1）显示胸部的侧位（左、右侧位）和背侧位。

Ⅰ. 你会如何判读提供的 X 线片？你的初步临床诊断是什么？

Ⅱ. 你还会进行哪些额外诊断程序？

Ⅲ. 你如何评估气管管腔内径？气管管径测量的可靠性如何？

病例 66：回答　Ⅰ. 在图 66.1 中，右侧位（A）、左侧位（B）、腹背位（C）和背腹位（D）胸部 X 线片显示在所有提供的视图中肺不完全膨胀。整个肺叶可见轻度至中度弥漫性非结构化间质性肺证候。颅颈气管的大部分颅侧边缘不规则，中度狭窄，伴有中度软组织混浊和皮肤皱褶，且在喉部的尾部最明显。在该区域，气管腔的宽度应该与喉腔相似或仅略微小于喉腔，气管管腔直径减小。

其他异常包括两种小的、可移动的、非阻塞性的、矿物质衰减的卵圆形结构，这些结构存在于胃腔内，以及该品种常见的弥漫性先天性椎体畸形。

所有肺叶的弥漫性非结构化间质肺证候最符合肺不张，这是由于严重的气管尾部狭窄和喉腔狭窄引起的吸

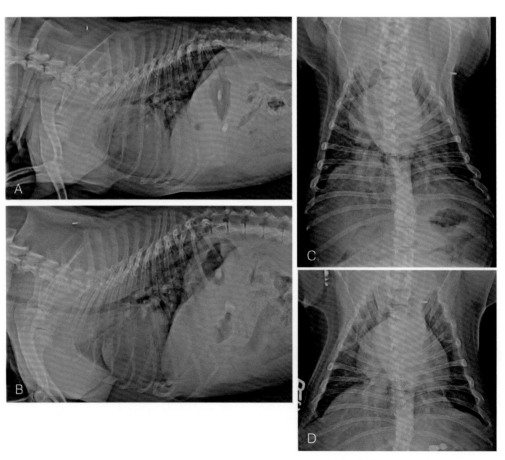

图 66.1　患犬胸部的右侧位（A）、左侧位（B）、腹背位（C）和背腹位（D）X 线片

气不全。

　　气管管腔直径的减小提示气管发育不良，可能进一步导致肺部气体吸入减少和肺部的空气填充减少。气管发育不良被认为是短头阻塞性气道综合征（brachycephalic obstructive airway syndrome，BOAS）的一部分。

　　Ⅱ.对患犬镇静处理后检查喉部。在该犬的喉部检查中发现软腭拉长和喉囊外翻，这两者均是 BOAS 的常见症状。

　　Ⅲ.各种气管管腔直径测量值和比值在各种文献中均有报道，包括胸腔入口处的气管高度与胸腔入口距离的比值，以及胸段气管腔内径与第三根肋骨近端 1/3 的宽度之比。然而，最近的文献表明，这两个比值的内部和观察者间变异性都很高，并且观察者之间的一致性很差。因此，应该谨慎评估这些比值。

病例 67　病例 68

　　病例 67：问题　你接诊了一只 4 岁去势雄性杜宾犬，主诉该犬具有咳嗽病史。在体格检查中，你注意到患犬发热并有系统性外周淋巴结病。X 线片（图 67.1）显示犬胸部的背腹位（A）、左侧位（B）和右侧位的特写视图（C）。你的诊所位于美国中西部。

　　Ⅰ.你如何判读所提供的 X 线片？

　　Ⅱ.你最可能的诊断是什么？你还在考虑哪些其他鉴别诊断？

　　Ⅲ.你可以采取什么措施确定你的诊断？

　　Ⅳ.这种疾病是否有已知的发病因素？

　　病例 67：回答　Ⅰ.图 67.1 中背腹位（A）和左侧位（B）X 线片显示出弥漫性、微结节至粟粒状、间质性肺病变。而弥漫性肺间质粟粒状肺导致肺血管的可视化程度降低，如右侧位 X 线片特写图（C）所示，肋骨边界的清晰度降低。影像学检查显示心血管结构无明显异常。

　　Ⅱ.肺部病变是犬肺芽生菌病的典型表现。虽然这种弥漫性结节状或粟粒状间质影像学表现是芽生菌病最常见的肺部病变表现，但其他非弥漫性肺病变表现与肺芽生菌病患犬的弥漫性肺间质病变表现几乎相同。对于此处所见的特殊类型，应考虑包括细菌性肺炎或肺肿瘤的鉴别诊断。

　　Ⅲ.芽生菌病通常是系统性的，在受累组织的细针吸出物中经常可以检测到酵母菌。在这种情况下，应考虑

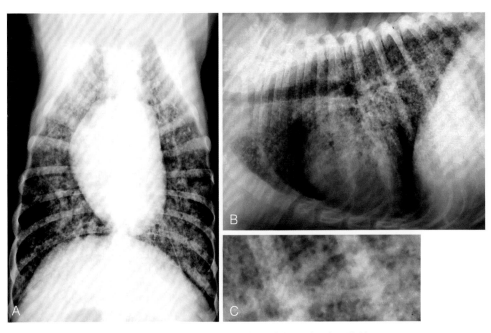

图 67.1　患犬胸部的背腹位（A）、左侧位（B）和右侧位（C）X 线片

外周淋巴结细针抽吸和肺组织抽吸。一些专业诊断实验室也提供针对皮炎芽生菌抗体的血清学检测。

Ⅳ.一项回顾性研究表明，在地方病流行地区生活，特别是在靠近水域（约 350 m，或约 400 码 *）生活的犬，患这种疾病的风险增加。感染最常见于幼犬（1 ~ 5 岁）。由于皮炎芽生菌是一种土壤生物，因此，喜欢挖掘室外土壤的犬比主要在室内生活的犬感染风险更高。

病例 68：问题　对于下列每一种潜在的副作用，请列出一种可能引起这种副作用的抗生素化合物或类别。

Ⅰ.全血细胞减少症。

Ⅱ.血小板减少症。

Ⅲ.腹泻。

Ⅳ.急性肾损伤。

Ⅴ.耳毒性。

病例 68：回答　Ⅰ.甲氧苄啶或磺胺嘧啶。

Ⅱ.氯霉素，有时可用青霉素 / 甲氧西林。

Ⅲ.本质上，任何口服抗生素药物都可能与急性肠道菌群失调引起的腹泻有关。鉴于使用频率，与腹泻相关的最常见抗生素是阿莫西林 + 克拉维酸和头孢菌素。

Ⅳ.氨基糖苷类，即庆大霉素、阿米卡星、妥布霉素、卡那霉素。

Ⅴ.氨基糖苷类，尤其是庆大霉素、阿米卡星。

病例 69　病例 70

病例 69：问题　当你的一个病例住院接受影像学检查时，出现了水样腹泻。腹泻以里急后重和紧迫性增加为特征，但不是出血性的。体格检查时，体温、脉搏和呼吸频率均正常。犬的红细胞压积和固体总量正常。直肠检查并未发现任何异常，对直肠检查中采集的粪便进行直接涂片。提供了载玻片染色图像（图 69.1）。

Ⅰ.你对涂片检查的判读是什么？

Ⅱ.大多数临床医生会给患病动物开甲硝唑。你认为这个处理方式是否合理？

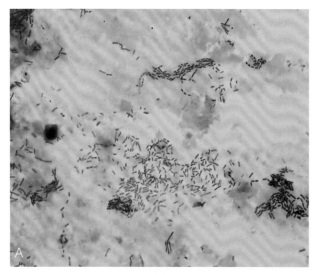
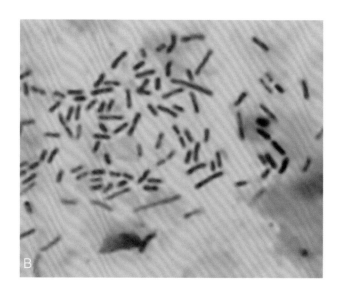

图 69.1　粪便涂片染色镜检图像

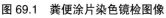

* 码为非法定计量单位，1 码 ≈ 91.4 cm。

Ⅲ.是否有治疗方法可以使病例从急性大肠性腹泻 / 应激性结肠炎中快速康复?

病例 69:回答　Ⅰ.粪便细胞学(图 69.1A)显示了革兰氏阴性孢子形成(图 69.1B)杆状体,与梭菌属形态学相符。

Ⅱ.并不是一个合理的方法。梭状芽孢杆菌的过度生长在动物中是常见的,特别是有急性结肠炎症状的动物,尤其在犬中。然而,绝大多数情况下无法确定这些微生物是病原体。因为梭状芽孢杆菌在正常犬的粪便中很常见,是一种快速生长的腐生生物,它会随着结肠内环境的变化而增殖。某些梭状芽孢杆菌属能够产生肠毒素,这些微生物对机体的最大威胁是易导致胃肠道通透性受损和发生易位导致的败血症。由于本病例无败血症或其他并发症的指征(体温、脉搏和呼吸频率正常,红细胞压积 / 固体总量正常,腹泻不是出血性的),因此,经验性治疗使用抗菌药物是不合理的。在动物医学文献中没有证据表明抗生素治疗能使患有无并发症的急性结肠炎的患犬更快恢复或降低并发症发生率。

Ⅲ.无论是哪种治疗方法动物医学都缺乏关于急性结肠炎治疗方法的良好记录。在一些小型研究中,包括安慰剂对照双盲研究设计,临床症状消失时间的缩短与益生菌(不同种类和菌株)的使用有关。同样,虽然相关数据较少,但临床经验表明,合理使用高纤维饮食与更快解决临床症状有关。

病例 70:问题　图 70.1 来自患结直肠癌的犬的结肠镜检查。

Ⅰ.列出结直肠癌的主要解剖类型。

Ⅱ.在这 3 种解剖类型中,哪一种整体预后最差?

病例 70:回答　Ⅰ.结直肠癌的 3 种主要解剖类型是息肉状、环状(也称为环形或餐巾环癌)和"鹅卵石状"。息肉状结直肠癌通常为原位癌。

Ⅱ.环状结直肠癌预后最差,据报道中位生存期短至 1.6 个月。相比之下,有蒂原位癌的中位生存期长达 32 个月。

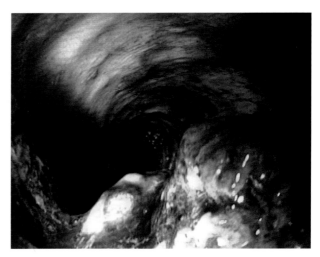

图 70.1　该病例结肠镜检图像

病例 71　病例 72

病例 71:问题　一只中年犬临床表现为严重的持续性呕吐、缺氧和体重减轻。最近出现了呕血现象。图 71.1 为食道镜捕获的合成图像。

Ⅰ.哪种内分泌疾病 / 神经内分泌性肿瘤会产生这些临床症状和内窥镜图像的改变?

Ⅱ.你将如何确诊这种疾病?

Ⅲ.哪类药物可能导致这种疾病的假阳性诊断,为什么?

病例 71:回答　Ⅰ.严重的持续性呕吐、食管溃疡、食欲不振和体重减轻常见于胃泌素瘤(又名佐林格 – 埃利森综合征)患病动物。

Ⅱ.测量血清胃泌素浓度,理想情况下应与胃 pH 值的测量(非侵入性的测量难以实现)结合,可以支持这种诊断。胃酸过多时,基线胃泌素浓度升高支持诊断。在动物医学中,大多数病例死后通过组织病理学和免疫组织化学确诊。

Ⅲ.抗酸药物,包括 H_2- 受体拮抗剂,尤其是质子泵抑制剂,作为酸抑制的反馈效应,会导致基础胃泌素浓度升高。这可能导致胃泌素瘤的假阳性诊断,所以应在检测前至少停药一周。

病例 72：问题　图 72.1 为一只长期食欲不振、嗜睡、血清 ALT 和 GGT 活性升高的老年犬的肝脏。

Ⅰ.你会给出什么诊断?

Ⅱ.还有什么其他的疾病可能导致类似的肝脏外观?

Ⅲ.导致这种情况的最常见的潜在疾病是什么?

病例 72：回答　Ⅰ.肝脏明显萎缩，呈明显结节状，被浅色、明显的纤维组织分隔。这与肝硬化和终末期肝病的诊断一致。

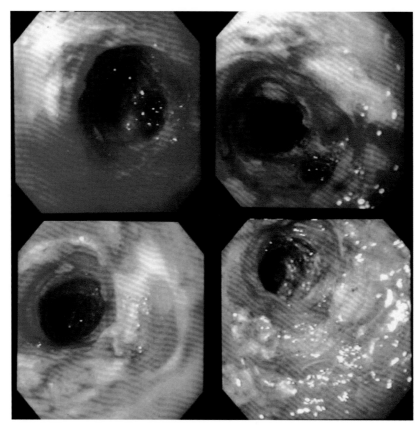

图 71.1　患犬内窥镜食道镜检查图像

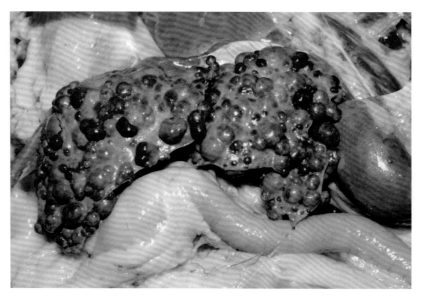

图 72.1　患犬肝脏外观

Ⅱ. 肝硬化的特征是明显的结节状外观，再生结节被纤维组织分隔。其他可导致肝脏结节性改变的疾病包括结节性增生、结节性再生和肿瘤浸润（转移性疾病，如脾血管肉瘤、淋巴肉瘤、结节性肝癌、肥大细胞瘤）。虽然这些疾病都能使肝脏出现明显的结节状外观，但明显的纤维化和纤维化挛缩是肝硬化的特征，在其他疾病中不典型。

Ⅲ. 肝硬化是慢性肝脏炎症的最终结果。因此，特发性慢性肝炎是导致这种疾病最常见的潜在疾病。这些犬的特征通常是肝酶活性（尤其是 ALT）长期无症状升高。如果在疾病早期诊断出来，至少慢性肝炎的免疫抑制治疗对有些犬效果良好。在其他方面看似健康的中年至老年犬中观察到肝酶活性慢性升高需要进行肝脏活检。

病例 73

病例 73：问题　一只 8 岁绝育雌性卡尔比犬，主诉其尿液带血，偶尔会变色（从深红至棕色）。这些症状在去年发生了几次。在以前的每一次检查中，都进行了尿液培养和敏感性测试（均通过自由采集和膀胱穿刺获取尿液样本），没有发现任何微生物。在该病例中，患犬没有表现出排尿困难或尿频，但偶尔尿失禁，尤其是在睡觉的时候。这种尿失禁归因于尿道括约肌功能不全。体格检查，包括直肠和阴道检查均未发现异常。

采集血液样本进行 CBC 和血液生化检测，以及通过膀胱穿刺术收集尿液样本。检测相关结果如表 73.1、表 73.2 所示（假设未列出的结果在正常范围内）。腹部超声检查无明显异常，未发现肾脏、输尿管或膀胱异常。

表 73.1　患犬尿常规检查结果

项目	结果
比重	1.020
尿液 pH 值	5.0
血液（尺）	阴性
RBCs/HPF	未见
细菌	未见
尿液培养	未增长
尿液 P：C	0.09（预期 <0.2）
收缩压	118 mmHg（5 个读数的平均值）

表 73.2　患犬血常规检查结果

项目	结果	参考范围
白细胞计数	$6.8 \times 10^9/L$	$（6.0 \sim 17）\times 10^9/L$
红细胞计数	$4.9 \times 10^{12}/L$	$（5.5 \sim 8.5）\times 10^{12}/L$
Hct	33%	37% ~ 55%
血小板计数	充足	
网织红细胞计数	$22 \times 10^9/L$	$（10 \sim 110）\times 10^9/L$

Ⅰ. 你的初步临床诊断是什么？

Ⅱ. 你将考虑哪些鉴别诊断？

Ⅲ. 你可以考虑哪些其他的诊断方法？

Ⅳ. 有哪些药物可以用于治疗原发性肾性血尿？是否有必要在这个时候治疗该犬？

病例 73：回答　Ⅰ.在没有其他原因引起明显血尿的情况下，此时最可能的诊断是特发性肾性血尿（也称为良性原发性肾性血尿）。

Ⅱ.根据来源，血尿大致可分为上泌尿道和下泌尿道两类。

与血尿相关的上泌尿道疾病包括肾结石、输尿管结石、多囊肾病、肾脏或输尿管肿瘤、肾盂肾炎、特发性肾性血尿，以及在流行区域中，被寄生虫寄生，如肾膨结线虫。

与血尿相关的下泌尿道疾病包括细菌性膀胱炎，特发性间质性膀胱炎，膀胱、尿道或阴道壁肿瘤（如移行细胞癌）、膀胱结石和阴道炎。

下泌尿道疾病通常伴有排尿困难和尿频等临床症状，而本病例中没有这些症状。上泌尿道疾病更难评估，但大多数会在诊断影像，特别是腹部超声检查中显示异常。

Ⅲ.这是一种排除性诊断方法，所以需要进行彻底的诊断检测以排除其他可能的鉴别诊断。尽管如此，使用侵入性较小的诊断测试所能获得的额外信息很少。可以考虑其他成像方式，如 CT、血管造影和 MRI，但此类方法的成本和效益比值可能很低。临床中评估这些病例最常用的方法是膀胱镜检查。在许多病例中，血尿通常是来自单个肾脏的，所以在临床活动性出血期间，通常可以看到受累输尿管口有血液喷射的现象（图 73.1）。

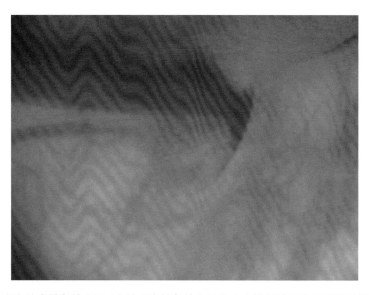

图 73.1　患有特发性肾性血尿 / 良性原发性肾性血尿的犬左输尿管口血流喷射的膀胱镜图像

（图片由 Allyson Berent 博士提供。）

Ⅳ.特发性肾性血尿的医疗管理技术目前来说相当有限，这是一种罕见的疾病，很少有病例能证明其疗效。可尝试的治疗包括使用血管紧张素转换酶抑制剂，如苯那普利、氨基己酸和使用中药止血产品如云南白药。当患犬大量失血，可能需要输血，临床上可见慢性失血导致的缺铁性贫血，而此类贫血可通过注射右旋糖酐铁解决。

传统的治疗方法包括单侧肾切除术，但现在这种方法已经被弃用，因为保留肾单位很重要。前文已经描述了介入性放射技术，如激光消融肾盂的血管病变和使用硝酸银进行的硬化治疗。不过这些程序十分昂贵，而且需要医者高水平的操作技能。

此病例在没有严重贫血的情况下，很难证明内科和外科的治疗方法是合理的。动物主人被告知最可能的诊断，并选择了最小干预，用标准剂量的苯那普利治疗该犬，注意到了患犬血尿频率降低。

病例 74

病例 74：问题　一只 11 岁绝育雌性家养短毛猫每年定期接种疫苗。主诉在过去的一年里，此猫会偶发性地出现退化性和长期性的食欲不振。体格检查时，可触及腹部右颅象限肿物。进行腹部超声检查后获得腹部超声的代表性图像：左颅腹（图 74.1）和右颅腹部（图 74.1）。

Ⅰ. 如何判读所提供的图像？你对右侧颅腹部肿物的诊断是什么？

Ⅱ. 猫肾盂积水的常见潜在病因是什么？

Ⅲ. 该猫的常规生化结果无显著异常。你打算如何治疗？预后如何？

病例 74：回答　Ⅰ. 图 74.1 显示左肾实质纵切面。肾皮质和髓质"金字塔"清晰可见。在图 74.1 中，右肾显示明显的肾皮质和髓质缺失，由于液体的存在，肾深部可见声学增强。这些影像可支持右肾单侧肾盂积水的诊断。

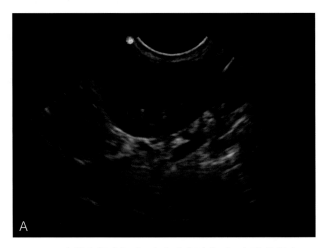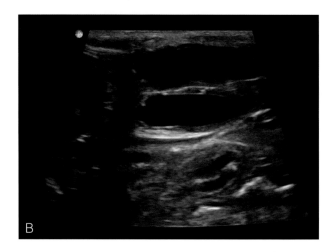

图 74.1　患猫左颅腹部（A）和右颅腹部（B）腹部超声

Ⅱ. 肾盂积水通常是由受累肾输尿管梗阻引起。任何输尿管机械性梗阻都可能导致肾盂积水。家猫中最常见的病因是输尿管结石的形成（在撰写本书稿时草酸钙是最常见的形式）。输尿管机械性梗阻的其他潜在原因包括绝育手术后意外结扎输尿管、输尿管狭窄形成、膀胱三角区肿瘤浸润及输尿管异位等先天性异常。犬形成输尿管结石后尿液依旧能顺利地通过输尿管，但猫的输尿管小而脆弱，输尿管结石形成后容易形成狭窄的通道。当输尿管较远端梗阻时，可能会导致输尿管积水。

Ⅲ. 鉴于右肾肾盂积水变化的程度，推测该肾不太可能保持正常功能。在这种情况下，正常的生化检查结果表明左肾有足够的功能维持该猫当前的状态。然而，如果此时猫的左肾受到任何损伤，猫的肾功能恶化的风险就会升高。而最令人担心的是其左肾可能会进一步发生肾结石 / 输尿管结石等病变，而这可能导致剩余的肾功能急性丧失。输尿管梗阻的症状可表现为猫安静或躲避，此时，主人应迅速寻求治疗，进行进一步的液体疗法和支持疗法。如果左侧输尿管梗阻，猫可能需要手术干预，包括输尿管支架或皮下输尿管旁路管放置。目前，手术切除右肾具有争议性，因为一旦在残肾中形成感染和脓肿将会迅速危及生命，不过这种风险也必须与手术的固有风险一起平衡考量。

总体而言，这只猫的预后十分谨慎，并在很大程度上取决于左侧输尿管可能发生的输尿管梗阻及其严重程度。

病例 75

病例 75：问题　一只 1 岁雄性拉布拉多寻回猎犬，出现急性流涎过多，反流白色泡沫状物质，食欲不振。早些时候有人注意到该犬在啃咬一个旧网球。

Ⅰ. 你的下一步诊断步骤应该是什么？

Ⅱ. 食管异物嵌塞最常见的部位有哪些？

Ⅲ. 食管异物最常见的并发症是什么？

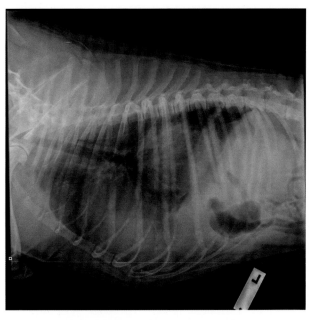

图 75.1　犬食管尾端食管 – 膈裂孔处软组织密度异物

病例 76

　Ⅰ.镇静后进行口腔检查，并至少获得一张侧位胸片。胃食管反流、泡沫物质反流、食欲不振的病史和临床症状都强烈怀疑存在食管异物。

Ⅱ.食管异物通常会挤压食管管腔内自然狭窄的部位。最常见的部位（约 70% 的病例）是食管远端食管 – 膈裂孔处（图 75.1）。其他部位包括心底颅侧（约 20%）和食管上括约肌水平的颅侧食道内（约 10%）。偶尔异物会卡在咽后部，因此，建议镇静后进行口腔检查。此病例反流白色泡沫状物质，强烈提示食管嵌塞。

Ⅲ.未经治疗的食管异物可能导致食管壁局部压迫性坏死和随后的食管破裂。根据异物的位置，可能伴有气胸、纵隔气肿或胸腔积液（脓胸）。严重的伴有环向周围黏膜糜烂，尤其是黏膜下层暴露时，会有较高风险发展为食管狭窄。局部压力导致的食道肌肉组织的衰败可能引起憩室（见病例 51）。

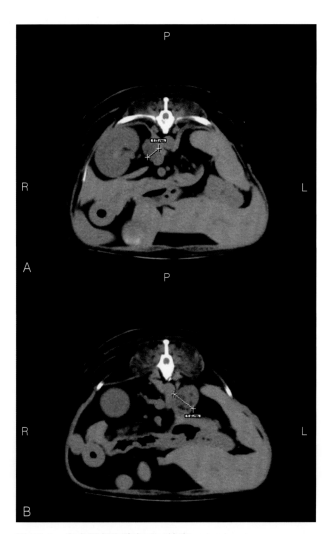

图 76.1　患犬颈部和腹部 CT 检查

病例 76：问题　你正在评估一只 11 岁去势雄性瑞典柯基犬，临床表现为多饮 / 多尿 / 贪食，在一项报告中显示 TT_4 浓度升高，且肝酶活性改变。根据以上症状怀疑甲状腺功能亢进或肾上腺皮质功能亢进。关于该犬更详细的临床病史和初步诊断测试结果见病例 109。

进行颈部和腹部 CT 检查，颈部区域无明显异常，两侧甲状腺大小正常。双侧肾上腺均增大，左、右肾上腺的颅极分别为 1.7 cm 和 1.0 cm（图 76.1），没有血管侵入的现象。

Ⅰ.根据这些发现，你最可能的诊断是什么？

Ⅱ.还有哪些诊断检查（非影像学）可以评估肾上腺轴？在这种情况下，你觉得这些检查的结果是什么？

Ⅲ.这些检查对肾上腺皮质功能亢进患犬的敏感性和特异性如何？

病例 76：回答　Ⅰ.这些影像学检查结果与垂体依赖性肾上腺皮质功能亢进（PDH）的特征最相似。

Ⅱ.其他几种非影像学诊断检测方法也可用来评估肾上腺轴。最常用的方法如下：

a.尿皮质醇：肌酐比值（urinary cortisol：creatinine ratio，UCCR）

用 UCCR 评估尿中皮质醇的排泄。这是一种非侵入性、相对简单的检测，也是一种有效的非特异性肾上腺皮质功能亢进筛查试验，因为因其他疾病甚至因住院压力而不适的动物，UCCR 可能会升高。如果在动物处于熟悉的家庭环境中所采集的尿液样本中 UCCR 升高则需要进行进一步检查。UCCR 正常会大大降低肾上腺皮质功能亢进的可能性，此时，应考虑其他病因。据此病例的情况，预计 UCCR 会显著升高。

b. 小剂量地塞米松抑制试验

用小剂量地塞米松抑制试验评估垂体 / 肾上腺轴对外源性糖皮质激素的反应。正常犬给予小剂量地塞米松，可观察到 2 ～ 3 h 内显著抑制皮质醇的产生，这种抑制通常会持续 24 h。给予 0.01 mg/kg 地塞米松后 0 h、4 h 和 8 h 后采集样品。给予地塞米松后 8 h，血清皮质醇 >38.5 nmol/L（1.4 μg/dL），符合肾上腺皮质功能亢进。大多数垂体依赖性肾上腺皮质功能亢进患犬 4 h 内表现出明显的抑制（血清皮质醇 ≤ 38.5 nmol/L），而大多数患有肾上腺依赖性疾病的犬在 4 h 内未表现出抑制。但在此病例中，预计很可能在 4 h 内表现出抑制。

c. 促肾上腺皮质激素（Andrenocortico Tropic hormone，ACTH）刺激试验

用 ACTH 刺激试验评估肾上腺组织对超生理剂量 ACTH 的反应。患有肾上腺皮质功能亢进的犬在 ACTH 刺激后会表现出皮质醇浓度增加。该试验的另一个益处是，它可以证明糖皮质激素导致的医源性皮质醇增多症的存在，此方法常用于诊断后监测治疗。静脉注射 ACTH（5 μg/kg，最多 250 μg）1 h 后血清皮质醇浓度 >607 nmol/L（22 μg/dL）与肾上腺皮质功能亢进一致。

在此病例中，预计 ACTH 刺激后皮质醇浓度会显著升高。该犬的实际结果是：ACTH 刺激前皮质醇浓度为 193 nmol/L（6.99 μg/dL），刺激后 1 h 皮质醇浓度为 123 nmol/L（44.6 μg/dL）。

Ⅲ. 由于非肾上腺疾病和（或）住院压力对皮质醇产生的影响，UCCR 具有高度敏感性，在一些研究中高达 100%，但特异性在一些研究中低至 20%。该检测能够达到有效筛查目的，但在缺乏其他检测的情况下，无法最终诊断为肾上腺皮质功能亢进。

小剂量地塞米松抑制试验诊断肾上腺皮质功能亢进（诊断仅基于给予地塞米松后 8 h 的样本）的敏感性为 80% ～ 85%，特异性为 70% ～ 75%。虽然不像 UCCR 那样具有非特异性，但在患有非肾上腺疾病的动物中，这种测试仍然容易出现假阳性结果。该测试的最大用途在于区分肾上腺依赖性和垂体依赖性疾病的潜力。随着腹部超声检查和腹部 CT 检查的普及，小剂量地塞米松抑制试验的临床实用性已大大降低。

ACTH 刺激试验对垂体依赖性疾病的敏感性约为 85%，特异性为 85% ～ 90%。

病例 77　病例 78

病例 77：问题　一只 2 岁拉布拉多寻回猎犬就诊，动物主人约在 5 天曾发现该犬食用生鲑鱼肉。目前该犬出现急性、严重的水样腹泻，有明显的发热症状，所有可触及的外周淋巴结明显肿大。图 77.1 为淋巴结的细胞学检查结果。

Ⅰ. 鲑中毒病的病原是什么？

Ⅱ. 列出作为鲑中毒病传播媒介的吸虫。

Ⅲ. 这种疾病的发生区域高度集中。大多数病例发生在哪里？

病例 77：回答　Ⅰ. 鲑中毒病是由犬条件性感染立克次氏体鲑隐孔吸虫引起。一旦观察到该微生物病原体，不管是在细胞内还是游离在受累淋巴结细胞外（图 77.2 中箭头）都强烈支持诊断。淋巴细胞对这种生物体的强烈增殖反应非常明显，有时会被误认为是淋巴肉瘤。

Ⅱ. 鲑隐孔吸虫寄生在鲑鱼上，犬摄入时即被感染。食用生鱼或接触丢弃的鲑鱼内脏是患犬感染的主

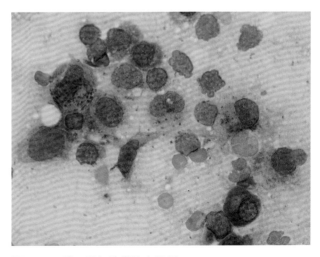

图 77.1　淋巴结细胞学检查结果

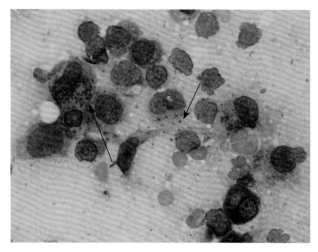

图 77.2 淋巴结细胞学检查结果。穿刺样本中，细胞内外均可见新立克次氏体（箭头处）

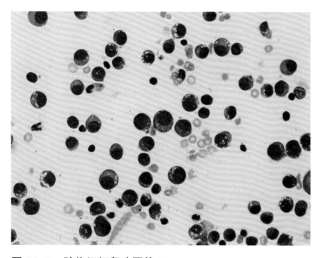

图 78.1 肿物组织印迹图片

要方式。

Ⅲ. 美国和加拿大的太平洋西北地区是鲑中毒病发病率最高的地区。该地区以外的犬中也出现了一些零星病例，但这些病例几乎都是与食用了从太平洋西北地区进口的生鲑鱼有关。此类疾病进展迅速，若不治疗，死亡率高达 90%。幸运的是，在大多数情况下，四环素可快速治疗该疾病。

病例 78：问题　一只 3 岁未绝育的雌性混种犬，因阴道出现血浆液性分泌物前来就诊。手指触诊阴道前庭，在腹部底触诊到一圆形坚硬肿物。经阴道镜获得前庭肿物的组织样本，并进行组织活检。图 78.1 为组织的印迹涂片。

Ⅰ. 如何判读阴道肿物的细胞学特征？

Ⅱ. 还有哪些圆形细胞恶性肿瘤有类似的细胞学表现？

Ⅲ. 如何在诊断上区分该肿瘤与其他圆形细胞恶性肿瘤？

病例 78：回答　Ⅰ. 可见非典型圆形细胞群。这些细胞单独存在，并表现出中度红细胞大小不均。这些细胞 N：C 的比例适中，细胞核呈圆形。核染色质呈颗粒状，许多细胞含有 1~3 个核仁。其相关的细胞质有中度嗜碱性，大多数细胞含有点状透明液泡。这种特殊肿瘤的细胞学特征是传染性性病肿瘤（transmissible venereal tumor，TVT）的特征。除了淋巴瘤外，几乎所有 TVT 病例中都能发现多个点状透明液泡。此外，TVT 样本中还常见有丝分裂像和多核肿瘤细胞。

Ⅱ. 很难从细胞学上区分淋巴瘤与 TVT。虽然阴道不是犬淋巴瘤的典型解剖部位，但嗜上皮性 T 细胞淋巴瘤可发生在任何上皮内层。肥大细胞瘤可能在这个解剖位置发生，但由于存在大量异色颗粒，可与 TVT 区分开。

Ⅲ. TVT 的经验性诊断来自于病变的解剖位置，肿瘤的细胞学特征和患病动物病史。需要对肿物进行组织学评估以明确鉴别 TVT 与淋巴瘤或浆细胞瘤，可能还需要结合免疫组化标记物染色进行判断。

病例 79

病例 79：问题　你正在治疗一只慢性肠病患犬，其特征是体重减轻，小肠性腹泻和食欲不振。通过检查得到小肠和胃黏膜的内镜活检样本。组织病理学报告显示，胃内存在中等数量的胃螺旋体（GSOs）（图 79.1）。

Ⅰ. 列出一些在犬和猫身上发现的胃螺旋体物种。如果有的话，哪些是人类体内的病原体？

Ⅱ. 胃螺旋体在正常的犬和猫身上有多常见？

Ⅲ. 根据此病例描述，阐述对胃螺旋体的处理是否合理？

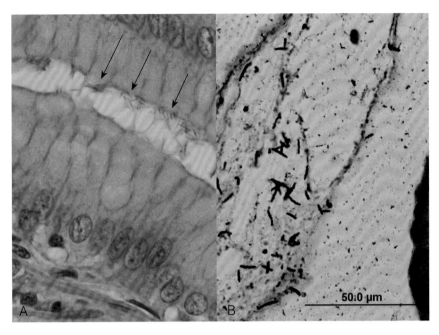

图 79.1　犬胃黏膜的苏木精 – 伊红染色（A）和沃森 – 斯塔里染色（B）样本，显示胃黏液层中有中等数量的胃螺旋体（图 A 中的箭头，图 B 中的深色螺旋体）

病例 79：回答　Ⅰ.通常在伴侣动物中发现的胃螺旋体包括毕氏螺杆菌、猫螺杆菌、所罗门螺杆菌和海尔曼螺杆菌属。此外，已经在猫科动物群体中实验建立幽门螺杆菌携带者，自然携带者很少。

在列出的物种中，只有幽门螺杆菌被确定为人类的病原体。

Ⅱ.携带胃螺旋体在正常的犬和猫中是普遍存在的现象，据几项大型研究报告，其患病率超过 90%。

Ⅲ.胃螺旋体作为潜在胃肠道病原体的作用尚不清楚，但总的来说，它们在绝大多数患病动物中未表现出临床症状，对于临床上有胃部症状（慢性呕吐）或者常规治疗方法失败的患病动物来说，胃螺旋体的存在是沉重的负担。在此病例中，我们并没有充分的理由针对性地治疗胃螺旋体。

病例 80

病例 80：问题　一只 9 岁去势雄性混种边境牧羊犬表现出持续 1 周的全身不适和虚弱病史，并在当天早晨外出散步时出现呕吐。患犬因既往诊断为惰性边缘区淋巴瘤而接受长期苯丁酸氮芥和强的松龙的治疗，强的松龙于 1 个月前停用。体格检查时，该犬略显迟钝，但反应灵敏，体温、脉搏和呼吸频率均正常。淋巴结明显肿大，但 1 个月前复查显示大小稳定。该犬食欲良好。

表 80.1 常规生化检查的相关结果。

表 80.1　患犬常规生化检查结果

分析物	SI 单位制		常规单位制	
	结果	参考范围	结果	参考范围
BUN	4.9 µmol/L	2.5 ~ 8 µmol/L	13.7 mg/dL	7 ~ 22.3 mg/dL
肌酐	114.9 µmol/L	44.2 ~ 159.1 µmol/L	1.3 mg/dL	0.5 ~ 1.8 mg/dL
葡萄糖	2.2 mmol/L	3.9 ~ 7.9 mmol/L	40 mg/dL	70.9 ~ 144.5 mg/dL

分析物	SI 单位制		常规单位制	
	结果	参考范围	结果	参考范围
胆固醇	3.1 mmol/L	2.8 ~ 8.3 mmol/L	118.8 mg/dL	109.2 ~ 317.7 mg/dL
总蛋白质	71 g/L	52 ~ 82 g/L	7.1 mg/dL	5.2 ~ 8.2 mg/dL
白蛋白	31 g/L	22 ~ 39 g/L	3.1 g/dL	2.2 ~ 3.9 g/dL
总胆红素	1.7 μmol/L	0 ~ 15.4 μmol/L	0.1 g/dL	0 ~ 0.9 g/dL
肌酸激酶	0 U/L	0 ~ 0 U/L	0 U/L	0 ~ 0 U/L
碱性磷酸酶	133 U/L	23 ~ 212 U/L	133 U/L	23 ~ 212 U/L
GGT	3 U/L	0 ~ 11 U/L	3 U/L	0 ~ 11 U/L
ALT	90 U/L	10 ~ 125 U/L	90 U/L	10 ~ 125 U/L
Na^+	164 mmol/L	144 ~ 160 mmol/L	164 mEq/dL	144 ~ 160 mEq/dL
K^+	4.1 mmol/L	3.5 ~ 5.8 mmol/L	4.1 meq/dL	3.5 ~ 5.8 meq/dL
钙	2.8 mmol/L	2 ~ 3 mmol/L	11.2 mg/dL	7.9 ~ 12 mg/dL
磷	0.6 mmol/L	0.8 ~ 2.2 mmol/L	2 mg/dL	2.5 ~ 6.8 mg/dL

Ⅰ. 基于对病史和生化检查结果的评估，需要考虑哪些鉴别诊断？

Ⅱ. 可以使用哪些额外的诊断检查来支持你的临床诊断？

Ⅲ. 在这种情况下应考虑哪些诊断成像方式？

病例 80：回答　Ⅰ. 化学检查显示唯一的临床显著异常是低血糖（2.2 mmol/L，40 mg/dL）。可能性较高的鉴别诊断包括胰岛素瘤和肾上腺皮质功能减退，而可能性较小的鉴别诊断包括肝合成功能衰竭（不太可能，因为BUN、胆固醇和白蛋白均在正常范围内）、脓毒症（不太可能，鉴于体格检查未发现明显异常）、医源性胰岛素过量（不太可能，已知该犬无糖尿病病史）、胰岛素瘤以外的肿瘤类型的类肿瘤效应。该犬现有惰性淋巴肉瘤诊断，偶尔与低血糖有关，然而，其他肿瘤类型如肝细胞癌和平滑肌肉瘤更常与低血糖相关。

Ⅱ. 通过 ACTH 刺激试验可准确排除肾上腺皮质功能减退。如果动物主人经济紧张，静息皮质醇在预期范围内可降低肾上腺皮质功能减退的可能性，但也不能完全排除存在该病的可能性。

高度怀疑胰岛素瘤时，需测量血浆胰岛素和修正后的胰岛素与葡萄糖比值。这些诊断测试最好在动物明显低血糖［血糖 <3.0 mmol/L（55 mg/dL）］时进行。假设动物低血糖时采样，胰岛素值在参考值范围内或高于正常值均可支持临床诊断。与此同时，修正后的胰岛素葡萄糖比 >40 也支持胰岛素瘤的诊断。

由胰岛素瘤以外的肿瘤引起的类肿瘤性低血糖的原因是其他低血糖诱导性化合物，如胰岛素样生长因子 1、胰岛素受体上调或胰岛素与肿瘤产生的其他蛋白质结合。由于胰岛细胞不参与这些情况，发生内源性胰岛素生成下调，导致患病动物的胰岛素水平低，但胰岛素与葡萄糖比值正常。因此，胰岛素测量不能最终排除类肿瘤性低血糖。

该患犬提示低血糖的病史相对较短。测定血清果糖胺的浓度可评估数周内的葡萄糖稳态。

Ⅲ. 腹部超声检查和对比增强计算机断层扫描（如果有设备）都能提供有价值的信息。据报道，腹部超声检查对患有胰岛素瘤犬的原发性肿瘤的敏感性为 28% ~ 75%，而对比增强 CT 血管造影检查对胰腺内原发性胰岛素瘤的敏感性约为 70%，但这只是基于少数报道的患病动物得出的结果。

病例 81：问题　图 81.1 和图 81.2 为从一只 5 岁母犬身上取出的子宫的大体外观和切面，该犬从未生育。

　　Ⅰ.什么是囊性子宫内膜增生？

　　Ⅱ.哪种激素会导致这种情况的发生？

　　Ⅲ.发生这种情况的一些发病因素是什么？

　　Ⅳ.哪一种疾病的风险随着囊性子宫内膜增生的出现而增加？

病例 81：回答　Ⅰ.顾名思义，囊性子宫内膜增生是一种增生过程，影响雌性繁殖犬的整个子宫内膜。囊性子宫内膜增生发病率随犬的年龄增长而增加。这种病变被认为是由内分泌因素、在发情前期和发情期间暴露于子宫内细菌而引起的慢性炎症变化和子宫肌层运动性降低的综合结果。

　　Ⅱ.孕酮是导致犬囊性子宫内膜增生发病的主要激素。这种激素对子宫环境的影响包括刺激子宫内膜腺的增殖和分泌，减少子宫肌层的运动和关闭子宫颈导致液性分泌物滞留。其他可能在囊性子宫内膜增生发展中发挥作用的内分泌因素如暴露于雌激素（增加子宫内膜对孕酮的敏感性）和胰岛素样生长因子 1（IGF–1），也能促进内皮细胞增殖。

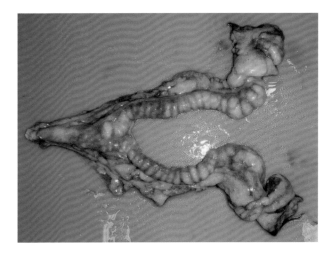

图 81.1　患犬子宫外观

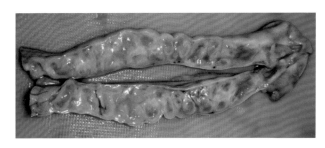

图 81.2　患犬子宫切面外观

　　Ⅲ.囊性子宫内膜增生的主要发病因素是犬年龄的增长。母犬在发情周期的黄体期会经历一段长时间的高孕酮期，无论是否怀孕（即未生育的个体也会经历高孕酮期，就像怀孕一样）。孕酮对子宫环境的影响随着每个发情周期而累积。

　　Ⅳ.囊性子宫内膜增生是子宫蓄脓、细菌感染的重要发病因素。子宫内膜腺体分泌物的积累和孕酮暴露导致子宫运动性降低，创造了一个有利于细菌定植的环境，这些细菌可以在发情前期和发情期通过开放的子宫颈进入子宫。暴露于外源性雌激素（偶尔用于预防错配后怀孕）以及子宫对内源性孕酮敏感，会增加子宫蓄脓的风险。

病例 82：问题　一只 10 岁迷你贵宾犬最近被诊断为糖尿病，但根据主人的观察，该犬多饮 / 多尿和多食现象尚未得到控制。在一次复查中，主人说犬的"眼睛变白了"（图 82.1）。

　　Ⅰ.糖尿病患犬的白内障发生率？

　　Ⅱ.糖尿病性白内障的发病机制是什么？

　　Ⅲ.白内障会因更好地调节血糖而消失吗？你对动物主人有什么建议？

病例 82：回答　Ⅰ.白内障是糖尿病患犬最常见的慢性并发症。许多犬在确诊时已经患有白内障，高达 50% 的犬在初步诊断后约 6 个月内患糖尿病性白内障。

　　Ⅱ.糖尿病性白内障是由高血糖的情况下晶状体内渗透压的改变所致。血糖正常的犬，晶状体内的葡

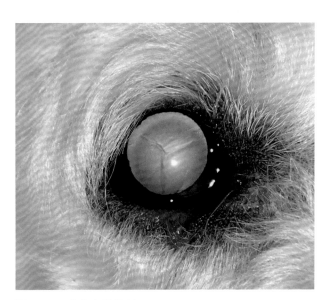

图 82.1　患犬右眼外观

萄糖代谢正常进行，但在高血糖的犬体内，对葡萄糖代谢很重要的几种酶变得饱和，导致葡萄糖代谢为其他的最终产物，尤其是山梨醇。由于山梨醇不能渗透晶状体胶囊，大量的水渗透进晶状体。晶状体中过多的水分会扰乱晶状体原纤维蛋白的有序排列，从而导致透明度下降。

Ⅲ. 因为山梨醇不能渗透晶状体胶囊，所以白内障不可逆。但值得庆幸的是，临床表明，许多犬都能够适应视力的丧失，即使是患有糖尿病性白内障，它们也会继续正常生活。如果犬主人希望其恢复视力，可以考虑进行白内障摘除手术，手术后，大约 80% 的犬能够恢复视力。在术前表现出良好血糖调节的患病动物，白内障摘除手术的预后良好。

有一篇文章［Williams, DL 2017 Vet Sci 2017 Mar; 4(1): 18］表明，小部分犬进行醛糖还原酶的抑制可以延缓糖尿病性白内障的发病，但观察到的效果相对来说不明显（白内障发生前的持续时间约为 80 天），这种方法的有效性值得怀疑。

病例 83

病例 83：问题　一只失踪了大约 18 h 的 6.5 岁去势雄性长毛猫，被发现时受伤严重，猫侧卧，反应微弱。体格检查时，发现心律不规则。触诊到肿大、紧张的膀胱。图 83.1 为该猫的心电图。

Ⅰ. 通过心电图能看出什么变化？这些变化最有可能是什么原因导致的？

Ⅱ. 除了尿路梗阻，还有哪些疾病与猫的高钾血症有关？

Ⅲ. 在某些患病动物中，高钾血症与心动过缓有关。高钾血症如何引起心动过缓？

Ⅳ. 应该对该猫采取什么紧急处理措施？

病例 83：回答　Ⅰ. 该猫似乎处于心房静止状态，未见 P 波。出现窦性节律，QRS 波群明显变宽，T 波高且变长。该猫的血清 K^+ 浓度为 9.7 mmol/L（该值与 mEq/L 单位相同），这些变化与高钾血症最为一致。

Ⅱ. 猫高钾血症的绝大多数病因与肾或尿路功能减退或丧失有关，如急性少尿性肾功能衰竭、膀胱破裂和尿道梗阻等疾病。胰岛素缺乏，尤其是糖尿病酮症酸中毒和主动脉血栓栓塞后肌肉再灌注损伤，也可引起细胞外液钾浓度的显著变化。

Ⅲ. 细胞内和细胞外钾浓度的比值是细胞膜电位的关键性决定因素。细胞外钾浓度增加使静息细胞膜电位降

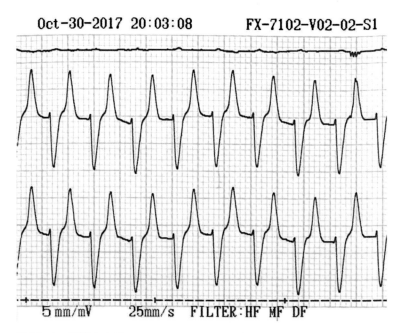

图 83.1　患猫心电图

低，并减少了静息电位和动作电位阈值之间的差异，因此，随着高钾血症程度的降低，心率增加。动作电位后起搏细胞的复极化主要依赖于钾离子沿细胞内到细胞外梯度的外流。细胞外钾浓度的显著增加会降低该梯度，从而减缓电活性细胞（如窦房结中的起搏细胞）的复极化。

Ⅳ. 葡萄糖酸钙输注液可以立即挽救生命，因为它可以增加细胞膜电位，从而减少心室纤颤的可能，但不会降低细胞外液钾浓度。

向糖尿病酮症酸中毒患病动物静脉注射葡萄糖或胰岛素 + 葡萄糖可促进钾离子进入细胞内。

使用无钾或低钾液体（分别为 0.9% NaCl 和乳酸林格氏液）的晶体液疗法，可通过稀释浓度帮助减少细胞外液钾浓度。图 83.2 为该猫接受液体治疗 7 h 后的重复心电图。

治疗患有该病的猫，重点是缓解尿道梗阻。

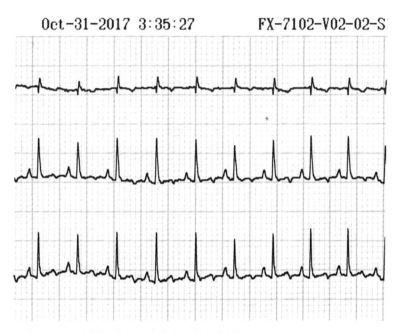

图 83.2　患猫接受 7 h 液体治疗后的心电图

病例 84：问题　一只主诉跗关节肿胀的 3.5 岁绝育雌性沙皮犬（图 84.1）。体格检查时，该犬发热，为 39.9℃（103.8 ℉）。常规生化、血液学和尿液分析（通过试纸）检查结果无异常。

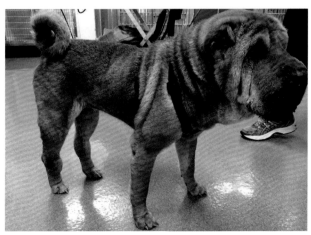

图 84.1　一只主诉关节肿胀的 3 岁半绝育雌性沙皮犬

Ⅰ.你的临床诊断是什么？

Ⅱ.导致沙皮犬热的潜在病理是什么？

Ⅲ.沙皮犬热最常影响其他哪些器官系统？

Ⅳ.沙皮犬热的遗传模式是什么？

Ⅴ.列举一些易患肾淀粉样变性的其他物种和品种。

病例 84：回答　Ⅰ.初步诊断为沙皮犬热，也称为沙皮犬跗关节肿胀综合征。

Ⅱ.沙皮犬热是一种遗传性淀粉样变性，以淀粉样蛋白沉积到皮肤和其他靶器官为特征。

Ⅲ.沙皮犬热最常与肾脏（肾小球）淀粉样蛋白沉积有关，其他器官，包括肝脏、胰腺、脾脏、心肌、肾上腺、肺和中枢神经系统也可能受到影响。肾外淀粉样蛋白沉积在沙皮犬（约 73% 的病例）中比非沙皮犬（29%）中更常见[1]。该患犬在诊断时并没有发现肾脏损害的迹象（BUN 和肌酐在正常范围内，无蛋白尿），并非所有患沙皮犬热的沙皮犬都患有肾脏疾病。

Ⅳ.沙皮犬热是一种常染色体隐性遗传。

Ⅴ.家族性肾淀粉样变性在犬猫中均有病例记录。在猫中，阿比西尼亚猫和暹罗猫的患病比例较高。犬的易患病品种包括比格犬、英国猎狐犬和沃克猎狐犬。

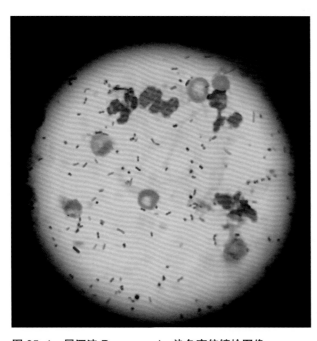

图 85.1　尿沉渣 Romanowsky 染色高倍镜检图像

病例 85：问题　一只患犬，主诉其持续 2 天排尿困难、尿频、食欲不振。在超声引导下通过膀胱穿刺术获得尿液样本。图 85.1 为用罗曼诺夫斯基染色剂（即 Dif‑Quik）染色的尿沉渣高倍显微镜视图。

Ⅰ.通过图片能得到什么信息？

Ⅱ.犬尿路感染最常见的感染微生物是什么？

Ⅲ.酮症酸中毒患犬常见尿路感染。犬患糖尿病酮症酸中毒的其他常见危险因素是什么？

病例 85：回答　Ⅰ.尿沉渣检查显示明显的细菌尿，并伴有中度至重度脓尿和轻度血尿。尿液中细菌种群明显混合，其中主要是杆状细菌。诊断为严重的细菌性尿路感染。

Ⅱ.大肠杆菌是犬尿路感染中培养出来的最常见微生物，约占病例的 50%，其次最常见的细菌是革兰氏阳性球菌：葡萄球菌、链球菌和肠球菌，这 3 个属的病例约占犬细菌性尿路感染病例的 1/3。其他多种细菌属（包括变形杆菌、克雷伯菌、假单胞菌和支原体属）是犬剩余细菌性尿路感染病例的病因。

Ⅲ.犬糖尿病酮症酸中毒最常见的并发症依次为胰腺炎、细菌性尿路感染和肾上腺皮质功能亢进。

病例 86

病例 86：问题　一只 9 岁未去势雄性拳师犬存在突然出现虚弱和虚脱的病史。主诉这些症状通常（但不总是）

[1] Segev G, Cowgill LD, Jessen S, Berkowitz A, Mohr CF, Aroch I. Renal Amyloidosis in Dogs: A Retrospective Study of 91 Cases with Comparison of the Disease between Shar‑Pei and Non‑Shar‑Pei Dogs. *J Vet Intern Med*. 2012;26 (2): 259‑268. doi: 10.1111/j.1939‑1676.2011.00878.x.1.

发生在犬运动后。经体格检查，犬毛发明亮，警惕性强，反应灵敏，体温和呼吸频率在正常范围内。该犬有明显心动过缓，洪脉，但没发现有任何脉搏短绌。

 Ⅰ.你发现了什么节律异常？

 Ⅱ.鉴于该犬的品种，是否担心其他节律异常？这张心电图（图86.1）和病症相符吗？

 Ⅲ.为什么该犬出现洪脉？

 Ⅳ.你将为动物主人提供什么治疗方案？预后如何？

 病例 86：回答 Ⅰ.心电图显示Ⅲ级房室传导阻滞。可见速率约为 150 bpm 的 P 波（图 86.2 中 *），这些 P 波不伴有 QRS 波群。图 86.2 还可见速率约为 60 bpm 的多源性心室逸博节律（图 86.2 中 V），明显慢于心房。

 Ⅱ.在拳师犬中出现晕厥这一临床症状，应怀疑为致心律失常性右室心肌病（arrhythmogenic right ventricular cardiornyopathy，ARVC）。该心电图记录与该疾病的记录不一致。ARVC 是一种阵发性室性心动过速而不是心动过缓。通常Ⅲ级房室传导阻滞与 ARVC 无关，但仍需要更长时间的监测，也可能需要动态心电图监测，才能完全排除 ARVC。

 Ⅲ.除其他因素外，脉象是由心室每搏输出量、收缩压和舒张压之间的压差以及外周血管系统的状态等因素决定。心室充盈是每搏输出量的主要决定因素。如图所示，当患犬出现心动过缓时，心室充盈时间延长，心室每搏输出量随之增加。这被认为是脉压的显著增加。

 Ⅳ.对于该病例，治疗方法有限。最好的选择是植入一个心室起搏器，以使心室节律正常化并提高心输出量。可以尝试口服 β - 受体激动剂（沙丁胺醇、特布他林）和甲基黄嘌呤（茶碱、氨茶碱），通常无效。该犬预后不良。不受控制的Ⅲ级房室传导阻滞是猝死的重要危险因素。该病例在心电图记录后 12 h 内出现急性失代偿并死亡。

病例 87

 病例 87：问题 一只 7 岁伯恩山犬出现呼吸困难和呼吸急促，你诊断为胸腔积液。所提供的 X 线片（图 87.1）显示胸膜穿刺术和胸膜引流后的侧位（左右视图）和背腹位图像。

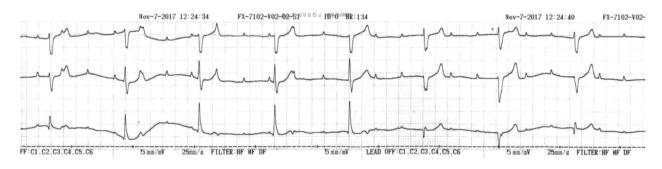

图 86.1 Ⅰ、Ⅱ和Ⅲ导联心电图

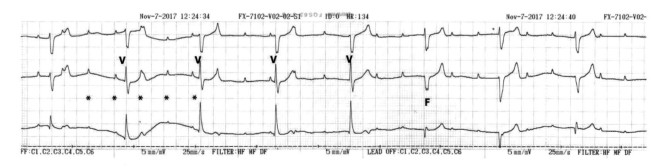

图 86.2 Ⅰ、Ⅱ和Ⅲ导联心电图，* 表示速率为 150 bpm 的 P 波，V 表示速率为 60 bpm 的多源性心室逸博节律

Ⅰ.通过所提供的 X 线片，你能得到什么信息？初步诊断是什么？

Ⅱ.是否有犬的种类或品种有出现这些症状的倾向？

Ⅲ.哪些肺叶最常受影响？

Ⅳ.如何治疗该犬？

病例 87：回答　Ⅰ.在图 87.1 中，左侧位（图 A）、背腹位（图 B）和右侧位（图 C）X 线片显示，整个左侧肺叶（包括两个小叶）呈现局灶性、严重的肺泡型。肺叶扩大，如尾部圆形边界所示（背腹位 X 线片上最清晰）。左侧胸腔上部可见空气支气管像。该支气管也有异常的颅背侧偏斜现象（双侧位片均可见）。右侧位 X 线片（图 C）显示位置异常的支气管明显的局灶性狭窄（黑色箭头）。气管和主支气管的分支呈轴向旋转。模糊的小气泡散布于左肺叶的上叶。整个胸腔可见少量残留的胸腔积液，表现为软组织增加和胸膜裂隙线增宽。心脏向中线左侧移位。这些影像学检查结果与伴有少量胸腔积液的左颅肺叶扭转最为一致。左肺叶可见小的气体衰减区（气泡处），提示左肺叶坏死。可能的鉴别诊断是肺肿瘤，但由于左肺叶支气管位置异常而被排除。遍布胸腔的气泡可能是继发于胸腔穿刺，也可能是继发于肺坏死、空气漏入胸膜腔内或形成大疱。

Ⅱ.肺叶扭转是一种相对罕见的情况，最常见于大型犬和深胸犬。也有一些证据表明巴哥犬易患该病。在胸腔积液患犬中有肺叶扭转的报道，如由于乳糜液或炎性积液，或继发于肿瘤的出血性积液（如血管瘤或严重的胸腔创伤后）。

Ⅲ.如图所示，最常见的受累肺叶为右中叶和左上叶。

Ⅳ.对肺叶扭转的针对性治疗，目前是不可行的。最初的治疗应强调通过引流胸腔积液、补充氧气和镇痛等方法稳定患犬。若发现先前存在的疾病（如支气管肺炎），应制订合适的术后护理计划。肺叶扭转的最终治疗方法是手术切除受累肺叶。通常受累肺叶高度易碎且坏死，如果不切除受累组织可能会导致气胸（或）脓胸。

病例 88

病例 88：问题　一只 4 岁绝育雌性家养短毛猫被评估为持续性食欲不振。主诉过去几天，患猫异常安静，没有互动。最后一次进食是 3 天前，之后就明显表现出对食物无兴趣。该动物主人 3 周前收养了一只新小猫，

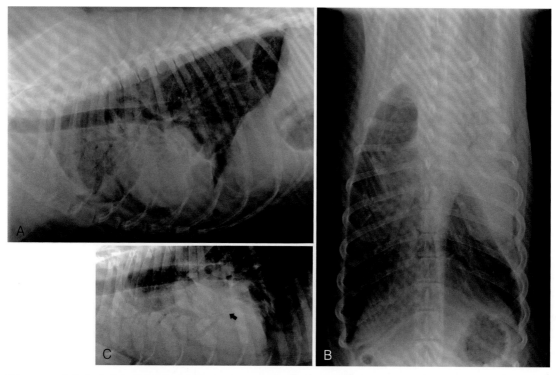

图 87.1　患犬胸腔引流后胸部的左侧位（A）、背腹位（B）和右侧位（C）X 线片

自该小猫被领养后，患猫对其态度强硬。临床上，患猫在检查时显得很安静，但反应灵敏。患猫体重为 7.5 kg（16.5 lb），体况评分为 8/9。其体温、心率和呼吸频率都在正常范围内。黏膜微黄但湿润，毛细血管再充盈时间 <2 s，巩膜也呈黄色。该猫肝脏明显增大，且排斥腹部触诊。

对猫进行 CBC、血清生化和尿液分析检查。腹部超声检查显示肝脏弥漫性肿大，肝实质均匀且高回声，其余的腹腔脏器不明显。细针肝脏穿刺采集样本用于细胞学评估。

表 88.1 和表 88.2 是从血清生化和尿液分析中选取的部分参数，以及细针肝脏穿刺样本的细胞学特征（图 88.1 和图 88.2 分别为 10× 物镜和 50× 物镜）。

表 88.1　患猫血清生化检查结果

分析物	结果	标记	参考范围
碱性磷酸酶	1585 U/L	H	6 ~ 106 U/L
GGT	21 U/L	H	1 ~ 8 U/L
ALT	332 U/L	H	30 ~ 100 U/L
总胆红素	108 μmol/L	H	0 ~ 5.1 μmol/L
	6.3 mg/dL		0.0 ~ 0.3 mg/dL
BUN	5 μmol/L	L	6.1 ~ 11.4 μmol/L
	14 mg/dL		17 ~ 32 mg/dL
肌酸酐	1.2 mg/dL		0.9 ~ 2.1 mg/dL
	106 μmol/L		79.6 ~ 185.6 μmol/L
白蛋白	30 g/L		23 ~ 39 g/L
胆固醇	1.2 mmol/L	L	1.6 ~ 5.7 mmol/L
	45 mg/dL		60 ~ 220 mg/dL

注：L，低；H，高。

Ⅰ. 如何分析血清生化检查和尿液分析的结果？

Ⅱ. 如何描述细针肝脏穿刺样本的细胞学检查结果？

Ⅲ. 根据临床症状、临床病理和细胞学数据，你对该猫的临床诊断是什么？

Ⅳ. 导致猫发生这种肝病的病理生理机制是什么？

Ⅴ. 根据所采用的治疗方法，该患猫预后如何？

表 88.2　患猫尿液分析结果

项目	结果
采集方法	膀胱穿刺
颜色	浅橙色
T 度	透明
USG	1.036
胆红素	3+
葡萄糖	阴性
酮类	阴性
蛋白质	阴性
pH 值	6.5

病例 88：回答　Ⅰ. 总的来说，生化异常是肝胆系统疾病的最明显征兆。ALT 是一种起源于胞质的酶，存在于肝细胞、肾小管细胞、横纹心肌和骨骼肌的肌细胞内。尽管存在于许多组织中，但犬猫血清中 ALT 活性的升高对肝细胞损伤最敏感和最具特异性。猫血清中 ALT 的半衰期相对较短，为 4 ~ 6 h。猫血清中 ALT 活性升高表明肝细胞损伤。患有肝病时，碱性磷酸酶活性和 GGT 升高表明存在胆汁淤积。胆汁淤积会诱导 2 种酶的分泌和（或）膜释放增加，碱性磷酸酶主要来源于肝细胞，GGT 主要来源于胆管上皮。此外，胆汁淤积会导致血清胆红素浓度升高（主要是结合胆

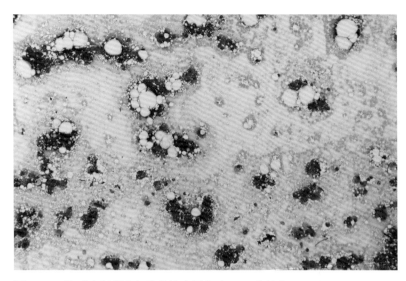

图 88.1　肝脏穿刺样本细胞学检查图像（10× 物镜）

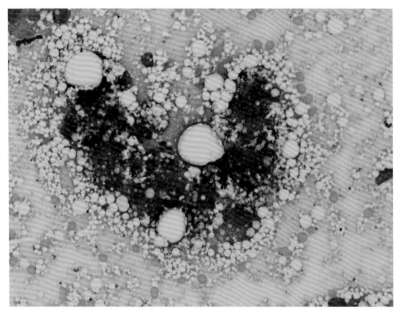

图 88.2　肝脏穿刺样本细胞学检查图像（50× 物镜）

红素），这是因为胆汁不能移动，导致胆红素不能排入胃肠道系统。结合胆红素可在肾小球中自由过滤，因此，患有高胆红素血症的猫会将多余的血胆红素排入尿液，从而导致胆红素尿。

　　虽然这些生化变化对于肝胆疾病相当敏感和具特异性，但它们并不一定表明存在确切的肝脏病理变化。因为许多不同的肝病（如肝脓肿、淋巴瘤、脂质沉积）可引起几乎相同的生化变化。因此，需要辅助诊断帮助确诊。

　　Ⅱ. 细胞学上，这些样本含有许多聚集在大量细胞外脂质空泡，分散的红细胞和罕见的、可能与血液相关的白细胞之间的肝细胞簇。几乎所有的肝细胞都含有丰富的脂质，从细胞质中发现的许多清晰的圆形区域可看出这一点。在大泡和微泡中都能观察到这种脂质。这些细胞学检查结果与肝脏脂质沉积一致。

　　需要注意，细胞外存在脂质空泡并不一定表明肝脏脂质沉积。细针穿过皮下脂肪储备、镰状脂肪或腹部脂肪沉积也可导致样本中出现细胞外脂质空泡。这种偶然的脂肪取样不会将脂质成分引入肝细胞。肝细胞胞浆中存在脂质空泡表明脂肪堆积是一种真正的病理变化。

　　Ⅲ. 一系列诊断结果与猫肝脏脂质沉积一致。该特殊病例是通过细针肝脏穿刺样本的细胞学特征确诊。肝细针抽吸细胞学诊断肝脏脂质沉积的敏感性为 80% ～ 90%，特异性为 90%。肝脏脂质沉积通常表现为碱性磷酸酶浓度显著升高和 GGT 相对轻微升高，但这并不是肝脏脂质沉积的特征。

若仅根据血清生化和尿液分析异常，需要考虑的其他鉴别诊断包括胰腺炎、三体炎、脓毒性胆管肝炎、淋巴浆细胞性肝炎（淋巴细胞性门静脉肝炎）、肝淋巴瘤、弓形虫病、干性 FIP 和中毒（如对乙酰氨基酚）。此外，猫甲状腺功能亢进通常会导致 ALT 和碱性磷酸酶浓度轻度升高。这些情况大多是炎性疾病过程，细针抽吸细胞学检查对诊断炎性肝病的准确性相对较差。所以通常需要肝组织病理学检查帮助确诊。

Ⅳ. 猫肝脏脂质沉积是猫的一种急性、进展迅速且致命的疾病。猫肝脏脂质沉积的病理生理学机制尚不完全清楚。但该病似乎与猫突发性、显著的负能量平衡状态（如严重的急性厌食症）有关。在负能量状态下，游离脂肪酸从外周脂肪储备中作为一种替代能源动员起来。肝细胞摄取许多游离脂肪酸，然后以甘油三酯或脂蛋白成分的形式重新分配到血浆中。一些游离脂肪酸在肝细胞内也直接进行 β – 氧化。厌食症也可能导致这些脂质代谢（如肉碱）中某些关键辅助因子的减少。肝细胞内脂质代谢和分布受损，导致脂质过度积聚。脂质代谢减缓也会导致抗氧化剂的生成减少，尤其是谷胱甘肽。由于进行性脂质膨胀和氧化损伤，肝细胞功能和细胞完整性也会受到损伤。随着肝脏受此过程的广泛影响，可能很快表现肝功能不全，因为几乎所有的肝脏功能都受到影响。

肝脏脂质沉积几乎总是继发于其他病理过程，任何原因引起的厌食症都可能导致肝脏脂质沉积。该病通常与炎性肠道疾病（特别是炎症性肠病）、胰腺炎、胆管肝炎和肿瘤有关。淋巴瘤是最常见的与肝脏脂质沉积有关的肿瘤。

Ⅴ. 如果迅速诊断并积极治疗肝脏脂质沉积，肝脏内的脂质变化可被逆转，患猫可完全从肝病中恢复。导致脂质沉积的原发性基础疾病也必须治疗。直接治疗脂质沉积，营养补充对治疗该病至关重要。逐步给予富含蛋白质的肠内营养不仅提供必要的辅助因子以恢复正常的脂质代谢，还能使动物恢复正的热量平衡，从而减少外周脂肪分解。补充抗氧化剂前体、肉碱和维生素 B₁₂ 复合物也可能有益于治疗。可能需要数周营养支持治疗，并应考虑放置食道造口管。然而，即使治疗得当，报道的肝脏脂质沉积的死亡率也相对较高（38% ~ 45%）。

病例 89

病例 89：问题　一只 5 岁绝育雌性拳师犬出现 5 天的反流史。尽管该犬食欲较好，但体重仍减轻，现在正在接种最新疫苗，并定期进行心丝虫和肠道寄生虫的预防。之前没有病史。

体格检查时，该犬体温正常，为 37.8℃（100 ℉），体重 37.0 kg（81 lb），体况评分为 4/9。胸部听诊未见异常。其余的体格检查（包括神经系统检查）也未见明显异常。提供胸片（图 89.1）。

Ⅰ. 如何判读胸片？

Ⅱ. 最有可能得出什么样的诊断？

Ⅲ. 你会推荐哪些额外的诊断测试？

Ⅳ. 如何治疗该病例？

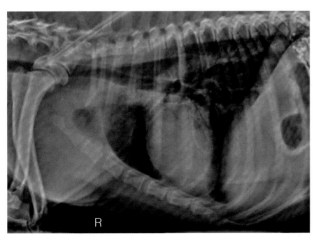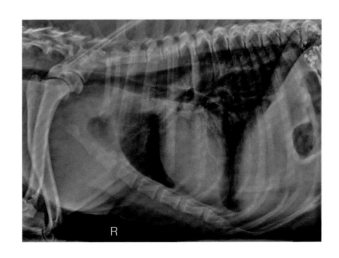

图 89.1　患犬胸部侧位 X 线片

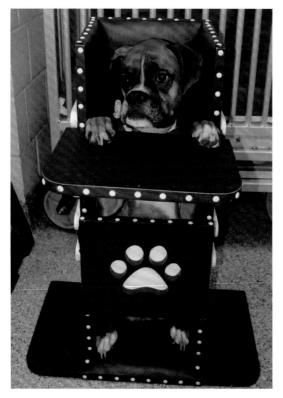

图 89.2　使用贝利椅辅助进食饮水的患犬

病例 89：回答　Ⅰ.X 线片显示食管轻度至中度的广泛性扩张和充气。肺、心脏和肺血管看起来正常。

Ⅱ.明显的食管扩张。

Ⅲ.通常，通过临床和影像学检查结果，足以诊断该病例为食管扩张。如果 X 线片较模糊，那么可通过口服钡餐后的食管透视或平片确诊。

通常可根据发病年龄区分先天性和获得性食管扩张。怀疑该病例是获得性食管扩张，因为在发病前 1 个月未发现异常临床症状。

需要进行额外的诊断以排除继发性获得性食管扩张的一些病因（如甲状腺功能减退、肾上腺皮质功能减退和重症肌无力）。该患犬基线皮质醇 >2 μg/dL，TT_4 浓度在参考范围内，乙酰胆碱受体抗体滴度呈阴性。因此，可诊断为特发性食管扩张。

Ⅳ.因为没有吸入性肺炎的证据，所以未进行抗菌治疗。临床上，患犬应使用贝利椅（图 89.2）以直立 / 垂直的姿势进食和饮水，并在进食后保持直立 15~20 min。在该姿势下，一些犬能接受流质食物，而有些犬甚至能吞下整个球状食物。如果不能通过口腔成功摄入足量食物，则建议放置胃造瘘管。西沙必利和甲氧氯普胺可减少胃食管反流，而且，这些药物对食道运动无不良影响，但目前，运用这些药物进行治疗仍具有争议。

特发性食管扩张患犬的长期预后不佳，患犬经常死于复发性吸入性肺炎。如果能成功治疗基础疾病，继发性食管扩张的预后良好 / 谨慎。

病例 90

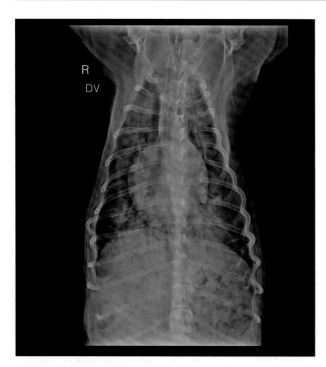

图 90.1　患犬胸部的背腹位 X 线片

病例 90：问题　一只 11 岁去势雄性迷你雪纳瑞犬，因患有黏液瘤性二尖瓣疾病，已接受数月治疗。我们采用依那普利和匹莫苯丹联合治疗患犬，并使该犬保持良好的生活质量和运动量。

患犬表现出急性呼吸困难，呼吸困难的程度加重。下图为胸部的背腹位和侧位 X 线片（图 90.1 为背腹位片，图 90.2 为侧位片）。

Ⅰ.最有可能得出什么样的诊断？

Ⅱ.这种并发症在黏液瘤性二尖瓣疾病患犬中常见吗？

Ⅲ.哪一瓣叶最常受腱索断裂的影响？

Ⅳ.应该如何治疗该犬？你认为预后如何？

病例 90：回答　Ⅰ.黏液瘤性二尖瓣疾病患犬，出现急性失代偿和充血性心力衰竭（表现为明显的肺水肿发作）的组合，最怀疑腱索断裂。请注意，在出现明显肺水肿的情况下，该犬的左心房并没有明显增大。这表明正在发生急性左心房容量超负荷，从而导致肺水肿，但左心房还没有机会因容量超负荷而扩张。随后通过超声心动图证实该犬腱索断裂的临床诊断。

Ⅱ. 在一项对黏液瘤性二尖瓣疾病患犬进行的大型回顾性研究（>700 只犬）中，16% 的病例发生了腱索断裂[1]。

Ⅲ. 最常受影响的腱索是二尖瓣前叶的初级腱索。这导致二尖瓣在收缩期翻转至左心房，产生典型的"连叶"超声心动图表现。

Ⅳ. 对于急性期腱索断裂，通常采用的治疗方法为：使用静脉利尿剂（呋塞米）、补充氧气和严格的笼内休息。对于病情较重的犬，可使用血管扩张剂，如硝普盐或经皮硝酸甘油，可临床上并没有强有力的

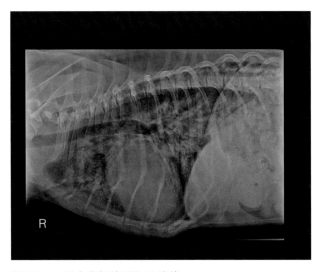

图 90.2　患犬胸部的侧位 X 线片

数据表明使用血管扩张剂有助于改善预后。腱索断裂被认为是黏液瘤性二尖瓣疾病的主要并发症，传统上预后较差。但在之前引用的大型回顾性研究中，接受适当稳定治疗并成功过渡到维持利尿剂治疗的犬的中位生存期约为 425 天。

病例 91　病例 92

病例 91：问题　一只 1 岁绝育雌性金毛寻回猎犬，表现出 1 周的咳痰、嗜睡、黏液脓性鼻分泌物和食欲不振的病史。其从动物收容所被收养后 1 周出现临床症状。未知其疫苗史，但在收容所的心丝虫抗原呈阳性。体格检查：发热 [40℃（104 ℉）]，呼吸急促（RR：60），面部肌阵挛，脚垫和鼻平面角化过度。肺弥漫性粗音，右肺叶可听诊到咯吱声。体格检查未见其他异常。图 91.2 为左侧位胸片。

Ⅰ. 在该病例中，最有可能引起这些并发症的原因是什么？

Ⅱ. 哪些生前诊断测试有助于确诊？

Ⅲ. 该犬的疫苗接种史尚不清楚。鉴于未知的疫苗接种史，哪些生前诊断测试有助于确诊？

Ⅳ. 如何判读 X 线片检查结果？

Ⅴ. 该疾病康复后，预后如何？

病例 91：回答　Ⅰ. 犬瘟热病毒（canine distemper virus，CDV）。

Ⅱ. 对尿液、血液、脑脊液进行病毒分离、逆转录 PCR 检测或中和抗体检测。

Ⅲ. 病毒分离，实时逆转录 PCR。

Ⅳ. 右侧肺叶内有局灶性肺泡形态，可能伴有肺炎。弥漫性支气管间质改变与心丝虫性肺炎、其他感染性/炎性疾病（如犬瘟热）或过敏性肺炎一致。右肺动脉尾侧改变与早期心丝虫病一致。

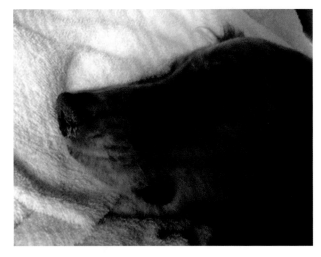

图 91.1　患犬外观

[1] Serres F, Chetboul V, Tissier R, et al. Chordae tendineae Rupture in Dogs with Degenerative Mitral Valve Disease: Prevalence, Survival, and Prognostic Factors (114 Cases, 2001–2006). J Vet Intern Med. 2007; 21(2): 258–264. doi: 10.1111/j.1939–1676.2007.tb02958.x.

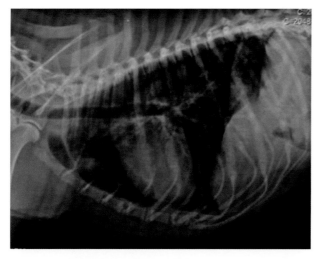

图 91.2　患犬胸部的左侧位 X 线片

V．CDV 感染后的恢复效果取决于犬的免疫状态和病毒毒株。肌阵挛和其他神经系统症状的出现提示预后不良。

病例 92：问题　图 92.1 为慢性体重减轻的犬空肠的超声图像，可见小肠弥漫性增厚，临床可触诊。

I．从图 92.1 中能看出什么病变？

II．在该患犬中可能观察到怎样的常规临床化学变化？

病例 92：回答　I．空肠环黏膜（图 92.2 中 M）呈弥漫性"虎斑"状，并呈放射状高回声和低回声区。在正常犬中，黏膜的超声外观更均匀，相对于管腔和

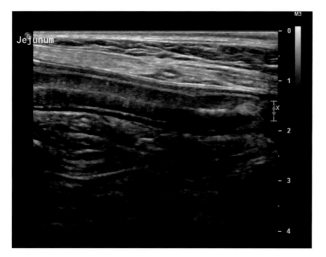

图 92.1　患犬空肠腹部超声检查图像

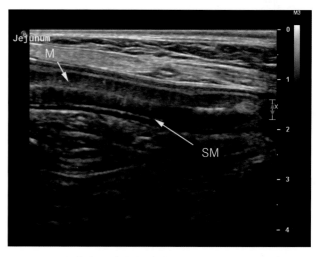

图 92.2　患犬空肠腹部超声检查图像，M= 空肠环黏膜，SM= 黏膜下层

黏膜下层（图 92.2 中 SM）呈低回声。虽然不具绝对特异性，但通过超声检查结果，高度怀疑存在淋巴引流异常，而此症状可能是原发性（即先天性淋巴管扩张），也可能是继发于影响胃肠道或引流肠系膜淋巴管的其他炎性或肿瘤性疾病。

II．在该患犬的常规临床生化检查中，最有可能发现低白蛋白血症，而这通常提示蛋白丢失性肠病。也可能发现泛低蛋白血症（球蛋白和白蛋白组分丢失），通常表示病情加重。然而，并非所有的蛋白丢失性肠病患病动物都会出现低白蛋白血症，除非发现其他病变可以解释体重减轻，否则应认为该患犬可能出现肠道蛋白丢失。其他临床化学变化在患有蛋白丢失性肠病的犬上很常见，包括低钙血症（由于白蛋白与钙的结合）和低胆固醇血症（由于脂肪／胆固醇吸收不良）。

病例 93　病例 94

病例 93：问题　一只 15 月龄去势雄性混种犬出现数周的嗜睡、食欲不振和"颈部僵硬"症状（图 93.1）。体格检查时发现轻微发热，颈部疼痛，未发现其他神经系统症状。其余检查未发现明显异常。

常规生化检查显示碱性磷酸酶活性轻度升高（103 IU/L，参考范围：0 ~ 80），无其他明显变化。CBC 为中度中性粒细胞（14.7×10^9/L，参考范围：3.6 ~ 11.5）。采集脑脊液样本，显示中性粒细胞增多（150 个 /μL，>80%

中性粒细胞）和蛋白增加（4.0 g/L，40 mg/dL，参考范围：<2.5 g/L）。

Ⅰ.结合病史、临床症状和实验室检查结果，你能得出什么样的诊断？

Ⅱ.什么类型（如果有的话，请描述特征和品种倾向）的犬最容易受这种疾病感染？

Ⅲ.在该病例中是否需要使用抗生素？

Ⅳ.你会推荐什么治疗方法？

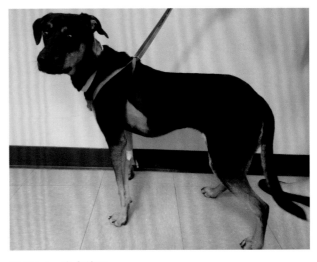

图 93.1　患犬外观

病例 93：回答　Ⅰ.在该年龄的犬中，出现这些情况强烈提示类固醇过敏性脑膜炎 – 动脉炎（steroid responsive meningitis arteritis，SRMA）。

Ⅱ.SRMA 最常见于青年（通常小于 2 岁）中型犬和大型犬。公犬的比例相对更高。常见的品种有比格犬、伯恩山犬、拳师犬和史宾格猎犬，但任何品种都有可能受感染。该疾病因最早的病例记录在专门用于实验的比格犬上，所以也被称为比格犬疼痛综合征。

Ⅲ.没有证据表明或暗示该疾病与细菌有关，因此，没有必要进行抗生素治疗。

Ⅳ.这是一种免疫介导性炎性疾病，因此需要抗炎和免疫抑制药物。长期口服强的松 / 强的松龙治疗通常是有效的。在一项对 20 只犬的前瞻性研究中发现，口服强的松龙 2 mg/kg，每天 2 次，连续 2 天；1 mg/kg，每天 2 次，连续 12 天；然后每 6 周逐渐减少剂量（治疗持续 6 个月），该疗法对所有犬都有效，其中 4 只在减量初期再次出现临床症状，所以需要增加剂量[1]。

病例 94：问题　一位新晋动物主人带一只成年雄性约克夏㹴犬来到你的诊所。该犬目前被认为是健康的，常规临床生化结果未见异常，但主人提供以前就诊诊所的诊断测试结果，显示该犬的粪便中 α_1– 蛋白酶抑制剂（α_1–proteinase inhibitor，α_1–PI）的浓度显著升高。

Ⅰ.什么是 α_1–PI，这个测试有什么作用？

Ⅱ.鉴于病史和常规生化结果，你会给这位主人提什么建议？

Ⅲ.众所周知，约克夏㹴犬患该病的风险更高。还有哪些品种有易患风险？

病例 94：回答　Ⅰ.α_1–PI 是一种血浆蛋白，以高浓度形式存在于血浆中。这种蛋白质的分子量和电荷与白蛋白相似。与白蛋白不同的是，α_1–PI 由于其抗蛋白酶活性，可以在胃肠道中存活。因此，α_1–PI 是一种有效的胃肠道蛋白丢失标志物（如在蛋白丢失性肠病中）。

Ⅱ.这些结果表明该犬患有蛋白丢失性肠病。众所周知，该品种易患淋巴管扩张。虽然该犬目前没有表现出蛋白丢失性肠病的显著影响，但鉴于该疾病的进行性变化，建议定期筛查其体重变化、低白蛋白血症 / 泛低蛋白血症的发展和渗出性并发症。

饮食脂肪限制是治疗淋巴管扩张患犬的主要方法，建议对该病例使用，但必须认识到动物医学文献中几乎没有证据表明早期脂肪限制与该疾病的缓慢进展有关。

Ⅲ.据报道，其他有蛋白丢失性肠病风险的犬种包括软毛麦色㹴犬、巴辛吉猎犬、挪威伦德猎犬、沙皮犬和马尔济斯㹴犬。

[1] Lowrie M, Penderis J, McLaughlin M, Eckersall PD, Anderson TJ. Steroid Responsive Meningitis–Arteritis: A Prospective Study of Potential Disease Markers, Prednisolone Treatment, and Long–Term Outcome in 20 Dogs (2006–2008). J Vet Intern Med. 2009; 23(4): 862–870. doi: 10.1111/j.1939–1676.2009.0337.x.

病例 95：问题 一只 1 岁绝育雌性牛头㹴犬因主诉尿失禁而就诊。主诉该犬几个月内间歇性出现被动排尿，该症状发生于犬站立、坐姿或躺卧时，但不是连续性的，且该犬在排尿时"非常隐秘"，但动物主人认为其确实以可控的方式有规律地排尿，只是尿量较少。在过去的 3 ～ 4 个月中，主人几次注意到犬的腹部看起来很大，表现出不适。

体格检查时，可触诊膀胱大而紧绷（图 95.1）。该犬抵触人工挤压膀胱。腹部超声检查显示膀胱明显增大，膀胱壁严重增厚（图 95.2）。膀胱或尿道内未见尿路结石或机械性梗阻病变。在镇静状态下进行导尿管导尿，导尿管很容易通过，可以通过被动引流排空膀胱。导尿前通过膀胱穿刺术获得尿液并培养，显示大肠杆菌和 β－溶血性链球菌生长缓慢。这两种微生物都对 β－内酰胺酶、克拉维酸增强 β－内酰胺酶和氟喹诺酮类抗生素敏感。

Ⅰ. 你会如何判读这些病史和体格检查结果？你的临床诊断是什么？

Ⅱ. 请描述膀胱和尿道括约肌的神经分布。

Ⅲ. 你打算如何治疗该病例，特别是在尿道括约肌和膀胱运动方面？

Ⅳ. 你会立即治疗尿路感染吗？如果不会，为什么？

病例 95：回答 Ⅰ. 对于较年轻的动物（如本病例），如果有长期漏尿 / 尿失禁的病史，异位输尿管是一个重要的鉴别诊断。然而，大多数异位输尿管的病例表现出比本病例所述更多的持续性漏尿，且通常不伴有大而肿胀的膀胱。该犬病史的某些方面提示其尿道括约肌功能不全（绝育雌性，睡觉 / 躺下时尿液流失，有明显正常的排尿能力），但再次强调，尿道括约肌功能不全通常与大膀胱无关。

在膀胱较大的犬中，其正常排尿功能的丧失是由于逼尿肌功能丧失或尿液流出受阻。尿液流出受阻可能是因为物理性机械性梗阻（尿道肿瘤、膀胱结石或尿道结石），或是因为膀胱壁和（或）尿道括约肌机制的神经功能障碍。该患犬有一个很大的膀胱，显然不能通过手动挤压排空（患犬的行为也可能影响这一点），零星的和明显随机的少量尿液流失，并且没有明显的机械性梗阻病变。鉴于以上发现，临床诊断该犬为尿道括约肌协同失调。上运动神经元病变（胸腰椎脊髓或更靠近颅侧）也可导致由于尿道括约肌收缩而无法排尿的大膀胱，但该犬没有其他神经系统症状支持这一诊断。

Ⅱ. 膀胱和尿道括约肌接受自主和躯体神经支配。膀胱壁和内括约肌接受来自脊髓 L1-L4 段的交感神经支配，β－肾上腺素能纤维与逼尿肌相互作用，α－肾上腺素能纤维支配膀胱三角区和近端尿道，形成尿道内括约肌。β－肾上腺素能纤维引起逼尿肌松弛，而膀胱三角区和尿道的 α－肾上腺素能纤维引起肌肉收缩；因此，膀胱中交感神经激活的特点是尿液在松弛的膀胱中积聚。

膀胱的副交感神经支配来自更远端的脊髓，主要是骶段 S1-S3。通过骨盆神经进入膀胱的副交感神经纤维负

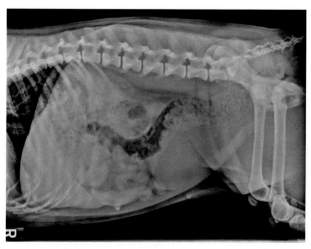

图 95.1 患犬腹部侧位 X 线片

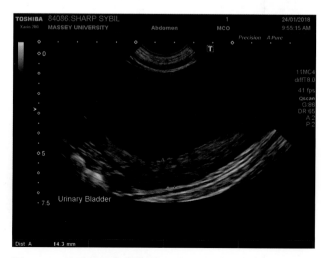

图 95.2 膀胱腹部超声检查

责刺激逼尿肌收缩，同时抑制尿道内括约肌。接受躯体神经支配的外括约肌由阴部神经供应。该神经也出现在S1–S3脊髓节段。一种常见的膀胱神经支配的助记词是"Three P's to Pee"，正常排尿需要通过骨盆神经和正常阴部神经功能输入副交感神经。

Ⅲ. 在尿道括约肌协同失调的患病动物中，尿潴留是尿道内括约肌未能适当放松引起的。反射性协同失调通常可以通过药物控制，但这可能需要几天时间。初期建议通过导尿排空膀胱，以减少发展成逼尿肌无力的可能。不幸的是，在该病例中，机械性梗阻的持续时间过长，可能已经出现明显的逼尿肌无力。

鉴于内括约肌张力是通过 α–肾上腺素能纤维介导，选择性 α–受体拮抗剂可用于促进松弛。哌唑嗪（竞争性拮抗剂）或苯氧苄胺（不可逆的拮抗剂）都可能有用，通常与骨骼肌松弛剂（如地西泮）联合使用。

使用贝胆碱等拟副交感神经药物可以促进膀胱排空，确保尿道括约肌结构功能正常或是放置导尿管以降低膀胱破裂风险至关重要。通常情况下，在使用哌唑嗪或苯氧卞胺治疗数天后，只有在排尿期间持续未能适当排空膀胱时才添加贝胆碱。

机械性梗阻导致逼尿肌无力但无神经系统病变的患病动物，可能对长期插管（长达7天）或反复间歇性插管和适当的 α–受体拮抗剂和拟交感神经疗法有反应。因神经病变或长时间的机械性梗阻而导致逼尿肌无力的患病动物，对逼尿肌功能恢复预后不良更谨慎，且通常需要长时间的插管、手动挤压和药物治疗。

Ⅳ. 就诊前，该犬患有细菌性膀胱炎，特征是存在多种环境来源的微生物，在诊断时，这些微生物对常用的抗生素药物敏感。其还有一种需要留置导尿管的情况，这种情况可能会持续几天。在没有尿路感染的动物中，通常不建议在放置导尿管时提供抗生素治疗，除非患病动物出现上行性感染。在该病例中，尿路感染已经存在。由于该犬要住院几天，而且没有表现出全身性疾病的迹象，所以决定初期不治疗细菌感染。有些人认为抗生素治疗会增加患犬将已产生抗生素耐药性的微生物排出至医院环境的风险，这被认为增加了其他患病动物发生医院获得性抗生素耐药性感染的风险。因此，该患犬出院后开始接受抗生素治疗。

病例 96

病例 96：问题　基于病例 80 中描述的 9 岁去势雄性边境牧羊犬的病史、体格检查结果和常规临床生化检查结果，你又检查了血清果糖胺浓度、血浆胰岛素和修正的胰岛素与葡萄糖比率，并要求进行腹部增强 CT 血管造影。附加代表性图像和临床生化评估的结果如图 96.1 和表 96.1 所示。

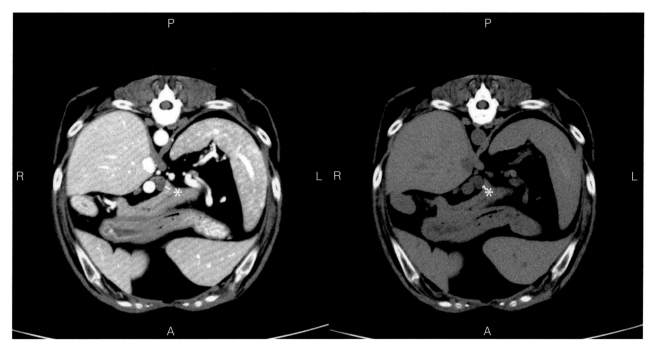

图 96.1　患犬腹部增强 CT 血管造影

表 96.1　患犬血清果糖胺浓度、血浆胰岛素和修正的胰岛素与葡萄糖比率

分析物	结果	参考范围
果糖胺	115 μmol/L	177 ~ 314 μmol/L
血浆胰岛素	22 μU/mL	8.3 ~ 16 μU/mL
修正胰岛素：葡萄糖	56	<50

Ⅰ.你会如何判读额外的临床病理学和影像学结果？

Ⅱ.你打算如何从医学上处理该病例？手术方案如何？

Ⅲ.预后如何？

病例 96：回答　Ⅰ.较低的血清果糖胺浓度、明显低血糖时血浆胰岛素处于正常范围、较高的修正胰岛素 / 葡萄糖比值均支持临床诊断为胰岛素瘤。CT 图像显示与胰腺密切相关的肿物，周边显示动脉期增强（图 96.1 中星号，最左侧图像为对比增强），此病变很可能是胰腺实质内的原发胰岛素瘤。

Ⅱ.胰岛素瘤患病动物的医疗管理围绕着低血糖症的管理和降低临床症状的发生频率。假设患病动物没有出现低血糖症状（昏迷、痉挛等），则可以使用饮食控制和药物治疗。患有胰岛素瘤的犬应该每天少食多餐（3 ~ 6 次），食用高蛋白质、高脂肪的饮食，避免简单的碳水化合物。应考虑强的松 / 强的松龙治疗（通常初始剂量为每次 0.5 mg/kg，每天 1 ~ 2 次）。这种药物将增加肝脏糖异生，同时降低细胞对胰岛素的敏感性。使用较小剂量的强的松 / 强的松龙能很好地管理大多数犬。必要时可以使用更高剂量，但会增加糖皮质激素副作用的风险。

不能接受糖皮质激素副作用的犬可以用替代疗法治疗，如二氮嗪（阻断胰岛素释放并促进肝脏糖异生）、奥曲肽（抑制胰岛素合成）或化疗药物链脲佐菌素。这些替代药物的成本均较高，并伴有其他显著的副作用或风险（如链脲佐菌素对犬具有高度肾毒性），或者在患病动物中的应用有限，且疗效不确定。

尽管在诊断时肿瘤远端转移的发生率很高，但仍很有必要考虑手术治疗。切除原发肿瘤和清除转移瘤（如果可行）可能更容易控制血糖，并降低低血糖的频率和严重程度。

Ⅲ.胰岛素瘤患犬的预后因所采取的治疗步骤而有显著差异，其中药物和手术结合的方法通常可能延长存活时间。超过 90% 的胰岛素瘤在确诊时已经转移，因此，在绝大多数病例中不太可能通过手术完全治愈。在大多数研究中，仅接受药物治疗的动物的中位生存期较短，74 ~ 196 天不等。虽然手术治愈的可能性不大，但清除转移瘤和切除部分胰腺的中位生存期可能更长（在一些研究中为 12 ~ 14 个月）。总体而言，接受医学治疗的犬预后谨慎，而那些对饮食和医疗管理做出快速反应的患犬预后稍好。

病例 97　病例 98

病例 97：问题　一只 10 月龄去势雄性缅甸猫因机动车创伤就诊。体格检查时，你注意到腹部有液体波动。主人从今早发现，它一直在努力排尿，但显然失败。怀疑为尿道损伤。图 97.1 为尿道造影。

Ⅰ.你还可以使用哪些其他微创诊断方法来证明尿腹的存在？

Ⅱ.为什么在这些病例中，腹水中 BUN/ 尿素的测定不如肌酐有用？

Ⅲ.你认为该猫会有什么系统性生化变化？

病例 97：回答　Ⅰ.腹腔穿刺术和液体分析，特别是尿液与血清中肌酐浓度的比值。检查结果显示液体肌酐浓度至少比血清肌酐浓度高 1.5 倍，强烈怀疑存在尿腹。可以对血清和腹腔中 BUN/ 尿素和钾进行类似的比较，但这些结果的敏感性低于肌酐。为获得最佳诊断效果，应在几分钟内获取腹腔液和血清样本。

Ⅱ.BUN/ 尿素和钾能迅速扩散到腹膜，使其与血清浓度迅速平衡。而肌酐扩散回循环的速度要慢得多。

Ⅲ.尿路破裂通常导致肾后性氮质血症、血清钾浓度升高和血清磷酸盐浓度升高。尿腹对腹腔器官也有局部

刺激性，诱发化学性腹膜炎，并导致中性粒细胞左移。

病例 98：问题　一只 8 岁雄性柯利混血犬，主诉其便秘、运动耐力降低、后肢背部脱毛。该犬是其现在的主人从一个犬救助协会收养的。当时他们被告知，该犬已经去势，因为没有可见的睾丸。体格检查时，注意到右侧腹股沟管有一个非常大的肿物，为 15 cm × 9 cm（约为 6 in × 3.5 in）（图 98.1）。

Ⅰ. 请说出睾丸中可能出现的原发肿瘤？哪一种是最常见的类型？

Ⅱ. 哪种激素最有可能导致皮肤和皮毛的变化？哪种类型的睾丸肿瘤最常产生这种 / 这些激素？

Ⅲ. 对于睾丸肿瘤引起的内分泌变化，还会有哪些临床或实验室发现？

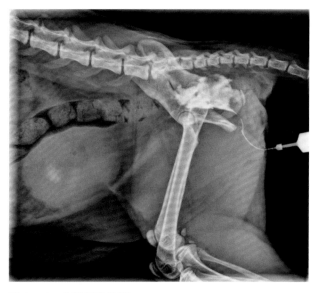

图 97.1　患猫尿道造影

病例 98：回答　Ⅰ. 睾丸肿瘤大致分为两种类型：Ⅰ 型为生殖细胞肿瘤（精原细胞瘤、畸胎瘤、胚胎癌），而 Ⅱ 型肿瘤包括支持细胞瘤、间质细胞瘤和混合瘤类型（通常为支持细胞和生殖细胞的组合）。最常见的类型（按频率降序排列）是支持细胞瘤、间质细胞瘤和精原细胞瘤。

Ⅱ. 雌激素是最有可能导致雌性化综合征的激素，在一些患有睾丸肿瘤的公犬中可见。在患有这种综合征的病例中几乎没有其真实血清雌激素浓度的报告，但如果有，可见雌激素浓度明显升高。支持细胞瘤通常与这种雌性化综合征有关。雌性化更常见于腹股沟隐睾或腹腔内隐睾患犬中。

Ⅲ. 大约 15% 的犬的雌激素过多与骨髓发育不良有关，导致血小板减少、贫血和白细胞减少。此外，前列腺上皮鳞状化生可导致便秘，如本病例。其他常见的症状（其中一些在该患犬中可见）包括阴茎萎缩、包皮下垂、雄性乳房发育症，以及如果存在另一个睾丸，则未受影响一侧的睾丸萎缩。

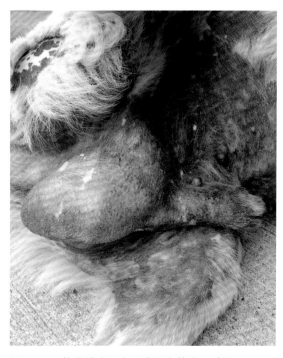

图 98.1　体格检查见右侧腹股沟管有一肿物

病例 99

病例 99：问题　一只 6 岁未去势雄性可卡犬因肛门附近出现出血肿物前来就诊。主诉肿物已经在外括约肌附近存在约 6 个月。这期间，肿物逐渐增大。主诉该犬其他方面健康。

检查时，观察到紧邻肛门外括约肌 3 点钟方向突出一较大的圆形无毛肿物。肿物直径 4 cm，触诊坚硬。犬的其他体格检查结果无显著异常。

图 99.1 和图 99.2 为细针抽吸细胞学检查图像。

Ⅰ. 你会如何描述和解释这个肿物的细胞学特征？

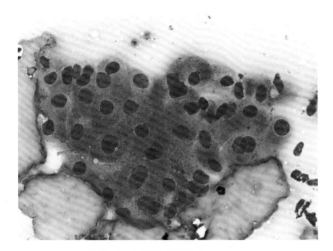

图 99.1　细针抽吸细胞学检查图像

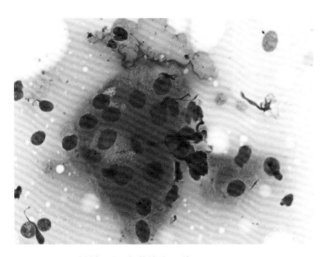

图 99.2　细针抽吸细胞学检查图像

Ⅱ. 在这个解剖学区域通常还会出现哪些炎症和肿瘤性病变?

Ⅲ. 哪些因素会使犬容易患上这种肿瘤类型?

Ⅳ. 这种肿瘤的一般临床表现和预后如何?

Ⅴ. 你对该患犬有什么治疗建议?

病例 99: 回答　Ⅰ. 显微镜检查可在少数红细胞和中性粒细胞中观察到一群集簇上皮细胞。上皮细胞的形状从圆形到多边形不等,具有不同的细胞边界,并表现出轻度至中度的红细胞大小不均。它们具有低到中等的核质比,包含位于中央的圆形细胞核。核染色质呈细颗粒状,并含有显著的核仁。这些细胞的整体外观与肝细胞相似,称为"肝样"外观。在该解剖学区域,这些细胞学特征与肛周腺肿瘤相符。大体上,这些是典型的圆形光滑无毛肿物,可发生在大会阴区域。由于它们偏向于从皮肤突出并靠近肛门,因此,其很容易因外伤(如咬伤或滑倒)而发炎或感染。

绝大多数肛周腺肿瘤是良性腺瘤,称为肛周腺瘤。随时间推移,这些肿物会变得相当大,并干扰正常的直肠功能。一般只有不到10%的肿物是恶性肛周腺癌。

Ⅱ. 肛周腺肿瘤约占肛周皮肤肿瘤的80%。该区域第二常见的肿瘤是顶泌腺肛门囊腺癌。在细胞学上,肛周腺体肿瘤通常不形成腺泡结构(见病例62),并且肿瘤细胞比顶泌腺肿瘤细胞大,具有更丰富的颗粒状细胞质。理论上,几乎所有其他皮肤肿瘤也可以发生在该部位,包括肥大细胞瘤或软组织肉瘤等常见肿瘤。该区域最常见的2种炎性病变是肛周瘘和肛门囊炎。这2种病变都有特异性大体表现,应该很容易与肛周腺体肿瘤区分。

Ⅲ. 犬的性腺状况似乎会影响肛周腺体肿瘤的发展。肛周腺体肿瘤最常见于未去势公犬。正常的肛周腺细胞表达雄激素受体,在睾酮和其他雄激素存在的情况下,怀疑该受体的激活有助于向细胞传递生长信号。德国牧羊犬、可卡犬和北极犬种(如西伯利亚哈士奇犬和阿拉斯加雪橇犬)似乎易患肛周腺体肿瘤。

Ⅳ. 绝大多数(约90%)肛周腺体肿瘤为良性腺瘤。然而,根据其大小和解剖学位置,它们可能会导致患病动物显著的发病率。大瘤可引起压迫性肿物效应,并干扰正常会阴的结构功能,如括约肌通畅或肛门囊管通畅。一般这些腺瘤在会阴的位置使它们容易受到环境或自身诱发的创伤,这可能导致肿瘤内的脓毒性炎症。

Ⅴ. 手术切除被认为是治疗肛周腺瘤的金标准。然而,与肛门括约肌直接相关或侵入肛门括约肌的肿瘤应谨慎切除,因为切除超过50%肛门外括约肌可能导致永久性大便失禁。对于未去势公犬,建议同时去势,以减少之后发生额外的肛周腺体肿瘤的风险。肿瘤放射治疗或冷冻治疗被认为是手术切除的替代方法,但与手术切除相比,其在使肿瘤完全消退方面效果较差。

病例 100

病例 100: 问题　一只5岁去势雄性英国斗牛犬有慢性腹泻、体重减轻和食欲不振的病史。常规CBC没有显著异常,但生化检查结果显示低白蛋白血症[白蛋白20 g/L(2.0 g/dL,参考范围:22～39 g/L)]和低胆固醇血症〔2.2 mmol/L（86 mg/dL）〕。图 100.1 和图 100.2 为胃十二指肠内窥镜检查时小肠黏膜的代表性图像。

Ⅰ. 在小肠黏膜上可见哪些病变？

Ⅱ. 淋巴管扩张的发病机制是什么？

Ⅲ. 该犬的小肠活检显示中度至显著的淋巴浆细胞浸润，与慢性炎症性肠病相符。淋巴管扩张和蛋白丢失性肠病的存在对该犬预后有何影响？

病例 100：回答　Ⅰ. 在十二指肠远端（图 100.1），黏膜的特征为弥漫的、随机分布的淋巴浸润灶（最右侧、左上），大量绒毛显示淋巴管显著充血（右上和正中央左侧）。在空肠近端（图 100.2），几乎所有绒毛都明显充血，淋巴管极度扩张。这些症状与淋巴管扩张一致，同时伴有蛋白丢失性肠病。这些图像中的黏膜也明显变红，但这是非特异性的，不应被过度解读。

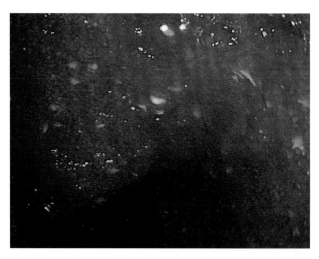

图 100.1　从犬的十二指肠远端获得的代表性内窥镜图像，呈现为低蛋白血症和低胆固醇血症

Ⅱ. 淋巴管扩张是指流动性差和功能失调。淋巴管扩张可能是原发病，即淋巴管先天性结构和功能异常，或者可能继发于阻碍淋巴管血流的各种上游病变。原发性淋巴管扩张在挪威卢德杭犬、软毛麦色㹴犬和约克夏㹴犬品种中有病例记录。继发性淋巴管扩张在动物中更为常见，通常是其他疾病过程导致的肠道淋巴管机械性梗阻所致。肠黏膜下层和肠系膜内的炎性浸润可能会严重阻碍引流，导致淋巴液开始积聚并从绒毛中渗出。肠系膜淋巴管破裂可导致脂肪肉芽肿的形成，从而进一步阻碍淋巴引流。

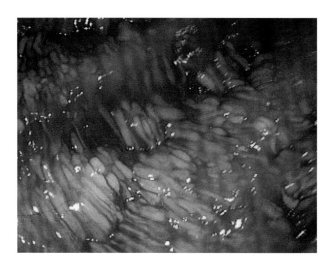

图 100.2　从犬的空肠近端获得的代表性内窥镜图像，呈现为低蛋白血症和低胆固醇血症

淋巴液流失到小肠腔是蛋白质流失的重要途径。没有从胃肠腔吸收未消化蛋白质的有效机制，因此，蛋白质在粪便中流失。其他饮食成分，如胆固醇、其他脂质和脂溶性维生素也在这个过程中流失。

Ⅲ. 继发于慢性肠道炎性疾病的蛋白丢失性肠病通常被认为是预后不良的信号[1, 2]。在先诊断出慢性肠病（如淋巴浆细胞性肠病）的患病动物中，蛋白丢失性肠病的发生表明疾病进程进展，以及蛋白质丢失的代谢成本增加，再加上脂肪吸收不良和脂溶性维生素摄入不足，这些通常导致之前管理良好的动物临床状态显著恶化。

病例 101　病例 102

病例 101：问题　一只 10 岁去势雄性杰克罗素㹴犬，主诉该犬的头向左倾斜（图 101.1）。头部倾斜现象已持续约 8 周，偶尔会出现共济失调，当犬刚睡醒时，这种情况似乎更明显。

[1] Craven M, Simpson JW, Ridyard AE, Chandler ML. Canine inflammatory bowel disease: retrospective analysis of diagnosis and outcome in 80 cases (1995–2002). JSAP. 2004; 45(7): 336–342.

[2] Allenspach K, Wieland B, Gröne A, Gaschen F. Chronic enteropathies in dogs: evaluation of risk factors for negative outcome. Journal of Veterinary Internal Medicine. 2007; 21: 700–708.

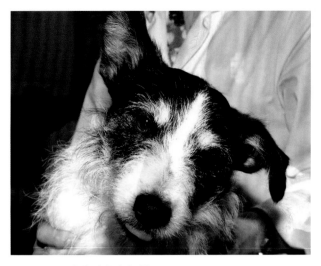

图 101.1　患犬头向左倾斜

体格检查时，发现头部倾斜和右后肢的本体感觉功能缺陷。该患犬休息时没有眼球震颤，但当其仰卧时，注意到诱发性眼球震颤，主要为垂直型，偶尔会向左右偏移。其余的神经学检查被认为在正常范围内。

Ⅰ. 根据描述的病史和体格检查结果，你会怀疑该犬患有中枢性或外周性前庭疾病吗？为什么？

Ⅱ. 中枢性前庭疾病应考虑哪些鉴别诊断？

Ⅲ. 你认为该犬哪一侧的中枢神经系统有损伤？

病例 101：回答　Ⅰ. 这些发现与中枢性前庭疾病最为相符。全身本体感觉功能缺陷和位置性眼球震颤的存在都增加了这一怀疑。虽然外周性前庭疾病会伴有其他更复杂形式的眼球震颤，但该病最常见的眼球震颤形式是水平型，快速相位远离患侧。

Ⅱ. 尽管任何影响中枢神经系统的疾病都可能导致中枢性前庭症状，但最常见的疾病为脑肿瘤（脑膜瘤最常见）、血管意外和感染性或炎性疾病。可能与犬的中枢性前庭疾病相关的传染病（在其地方性分布范围中）包括新孢子虫病、弓形虫病、落基山斑疹热、埃立克体病和无形体病。理想情况下，会进行更高水平的成像（CT 或 MRI），然后进行脑脊液取样和分析，以尝试确诊。

Ⅲ. 该犬的病变预计在右侧中枢神经系统。通常本体感觉功能缺陷在病变的同侧，而头部倾斜在病变的对侧，疾病会影响小脑，如果仅前庭神经核受到影响，则与病变同侧。鉴于该犬有左右两侧症状，且右侧有本体感觉功能缺陷，因此最有可能得出的诊断是右侧小脑病变。随后通过对该犬的脑部进行 CT 检查得到证实。

病例 102：问题　一只急性发作的严重呕吐和嗜睡的犬的腹部超声图像见图 102.1。

Ⅰ. 你的诊断是什么？

Ⅱ. 犬出现这种病变的危险因素有哪些？

病例 102：回答　Ⅰ. 肠套叠。肠套叠的典型超声表现是同心的高回声和低回声结构，中央有低回声区，通常被称为"洋葱环"。交替的层代表肠壁层，而中央低回声区是肠套叠肠管的管腔。在纵向视图中，可看到类似的条纹交替图案。

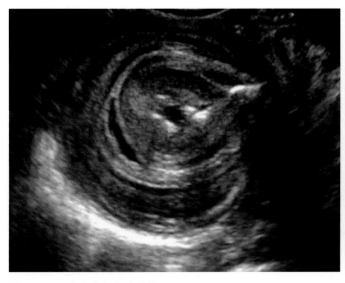
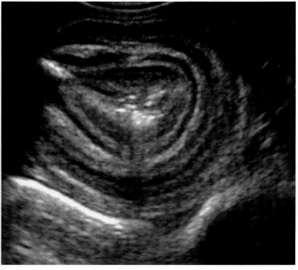

图 102.1　患犬腹部超声成像

Ⅱ. 肠套叠最常见于幼犬（＞75% 的病例发生于 1 岁以下的犬）。肠套叠的发生反映胃肠道运动异常，通常至少一段胃肠道的运动增加。这可由多种原因引起，包括急性或慢性肠炎、寄生虫、异物及之前的肠道手术（如取出异物）。若幼犬在肠道手术后，或从病毒性或细菌性肠病中恢复后出现呕吐和嗜睡，则应高度怀疑肠套叠。在老年动物中，慢性肠炎、寄生虫病和异物仍然是肠套叠的原发性病因，肠道肿物 / 肿瘤也更容易导致肠套叠。

病例 103

病例 103：问题 一只 5 岁去势雄性东方猫在麻醉前的血液检查中检测到肝酶活性改变，且在过去 1 个月中慢性呕吐的发作频率增加到每周 1 ～ 2 次。体格检查时，猫聪明、机警、反应灵敏；直肠温度正常，为 37.6℃（99.6 ℉）；体重 4.9 kg（11 lb），体况评分为 4/9。相关的临床生化结果如表 103.1 所示。

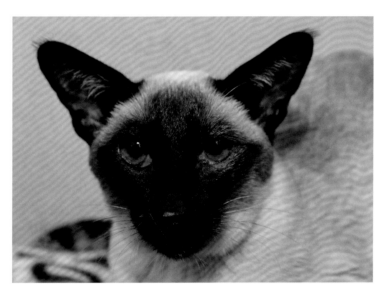

图 103.1 一只 5 岁去势雄性东方猫

表 103.1 患猫生化检查结果

分析物	SI 单位制		常规单位制	
	结果	参考范围	结果	参考范围
BUN	6.5 μmol/L	2.2 ～ 5.8 μmol/L	39 mg/dL	13 ～ 35 mg/dL
葡萄糖	14.7 mmol/L	3.9 ～ 6.9 mmol/L	268 mg/dL	70 ～ 125 mg/dL
胆固醇	6.5 mmol/L	2 ～ 4.6 mmol/L	249 mg/dL	75 ～ 175 mg/dL
白蛋白	33 g/L	26 ～ 40 g/L	3.3 g/dL	2.6 ～ 4 g/dL
总胆红素	8.6 μmol/L	0 ～ 8.6 μmol/L	0.5 mg/dL	0 ～ 0.5 mg/dL
碱性磷酸酶	92 U/L	10 ～ 70 U/L	92 U/L	10 ～ 70 U/L
GGT	11 U/L	1 ～ 8 U/L	11 U/L	1 ～ 8 U/L
ALT	806 U/L	5 ～ 65 U/L	806 U/L	5 ～ 65 U/L

Ⅰ. 分析上表所提供的临床生化结果。你考虑对该猫进行哪些鉴别诊断？

Ⅱ. 还需要进行哪些额外诊断测试？

Ⅲ. 猫胆管炎 / 胆管肝炎综合征（cholangitis/cholangiohepatitis syndrome，CCHS）的 2 种主要类型是什么？

病例 103：回答　Ⅰ.BUN 轻度升高可能是肾前性的，应进行超声心动图检查帮助确诊。血糖浓度轻度升高的原因最有可能是应激性高血糖。ALT 活性显著升高（＞10 倍正常值上限），碱性磷酸酶和 GGT 活性仅轻度升高，其他肝脏"功能标志物"（白蛋白、胆固醇、胆红素）基本不显著。这些异常的鉴别诊断包括 CCHS、"三体炎"、甲状腺功能亢进和毒素暴露。

Ⅱ.鉴于胰腺炎和肠道疾病是猫 CCHS 的常见并发症，因此，需要对这些器官进行评估。测量血清钴胺素、叶酸和 Spec-fPL 浓度可能有助于诊断。应考虑腹部超声检查，仔细评估肝实质、胰腺和胃肠道。应测量血清总 TT$_4$ 以排除甲状腺功能亢进。如果侵入性较小的检查没有成效，可能就需要肝活检。

Ⅲ.猫的 CCHS 有 2 种主要类型，化脓性和淋巴细胞 / 浆细胞性。化脓性 CCHS 通常与细菌入侵胆总管 / 胆管分支有关，需要抗生素治疗，而淋巴细胞 / 浆细胞性 CCHS 被认为是一种免疫介导性疾病，通常与猫胰腺和肠道特发性炎性疾病有关。区分这 2 种疾病可能需要肝脏活检和培养，或培养通过超声引导胆囊穿刺术获得的胆汁。一般化脓性 CCHS 患病动物更有可能表现为发热、迟钝和昏睡，并且在出现临床症状之前病史较短。

病例 104

病例 104：问题　一只 5 岁绝育雌性德国牧羊犬就诊，主诉该犬逐渐开始嗜睡，食欲不振，偶尔轻微腹泻。在就诊前 24 h 内，该犬有更明显的嗜睡现象，不愿外出散步。体格检查时，注意到轻度心动过缓（80 bpm）和头部周围肌群明显缺失（图 104.1）。血清电解质测定显示低钠血症（Na$^+$ 133 mEq/L，参考范围：139 ～ 153 mEq/L）和高钾血症（K$^+$ 7.2 mEq/L，参考范围：3.5 ～ 5.6 mEq/L）。

Ⅰ.说出在该病例中，你可能会想到的一些其他临床生化或血液学发现。

Ⅱ.该病例需要进行哪些额外的诊断测试？

Ⅲ.该犬的 Na：K 比值为 18.5，正常犬的 Na：K 比值应大于 28 ～ 40。这一发现对诊断肾上腺皮质功能减退的敏感性和特异性如何？哪些其他疾病或异常会导致低 Na：K 比值？

Ⅳ.导致肾上腺皮质功能减退病例低钠血症和高钾血症的机制是什么？

病例 104：回答　Ⅰ.肾上腺皮质功能减退通常与各种其他临床生化和血液学结果相关，但并不总是如此。常见临床表现包括高钙血症、氮质血症、低胆固醇血症、嗜酸性粒细胞增多，以及明显不适的患犬没有应激性白

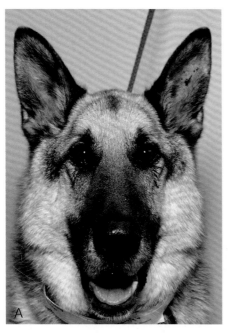
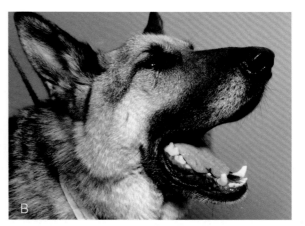

图 104.1　可见患犬头部周围肌群明显缺失

细胞像。该犬表现出氮质血症，SDMA 浓度在正常范围，就诊时没有应激性白细胞像。

Ⅱ．诊断肾上腺皮质功能减退的金标准检测是 ACTH 刺激试验。基础皮质醇浓度和低 Na：K 比值都不足以证实这一诊断。许多其他疾病也与低 Na：K 比值有关，这些将在下文更详细地讨论。该犬 ACTH 刺激试验结果为 ACTH 前后均 < 55 nmol/L（<2 ug/dL）。

Ⅲ．在具有相同临床症状的犬中，Na：K<27 的敏感性和特异性分别为 89% 和 97%[1]。较低的阈值与较高的特异性有关（临界值 < 24 时，特异性为 100%），但代价是敏感性下降。

低 Na：K 比值还与多种其他疾病有关，其中许多疾病会有更明显的共病变化，从而帮助鉴别诊断。这些疾病包括胃肠道寄生虫感染（鞭虫属）、糖尿病酮症酸中毒、第三间隙液体丢失（尤其是乳糜）、肾功能衰竭（无尿和少尿），以及尿路破裂或梗阻。

Ⅳ．典型肾上腺皮质功能减退的特征为糖皮质激素和盐皮质激素的合成和释放功能丧失。主要的盐皮质激素（醛固酮）是肾单位远端小管 Na^+/K^- 碱性磷酸酶泵活性的主要调节因子。该泵吸收钠，并将钾释放到管状滤液中。因此，醛固酮活性的丧失将导致钠流失增加和钾排泄减少。由于这发生在远端小管，因此，没有下游机制来克制这种过度的钠流失。

病例 105

病例 105：问题　一只 13 岁去势雄性家养短毛猫表现为慢性持续性呕吐（> 2 周）。主诉食欲、饮水和活动量均正常，无变化。腹部触诊发现几个不连续的肿物、脾肿大和明显增厚的小肠环。该猫有轻度外周嗜酸性粒细胞增多（769 个 /μL，参考范围：0 ~ 500 个 /μL）和中性粒细胞增多（16 538 个 /μL，参考范围：3000 ~ 12 500 个 /μL）。腹部超声显示空肠淋巴结明显增大、小肠增厚、脾肿大（图 105.1）。有适量的腹腔积液，在超声引导下对该液体取样，并制备细胞学样本（用罗曼诺夫斯基染色）（图 105.2）。

Ⅰ．你在腹腔积液中看到的主要细胞类型是什么？

Ⅱ．这种积液很可能起源于副肿瘤。你认为哪些肿瘤是潜在病因？

Ⅲ．你建议采取哪些进一步的步骤来尝试获得明确诊断？

病例 105：回答　Ⅰ．主要细胞类型为嗜酸性粒细胞，有少量红细胞和 2 个反应性淋巴细胞。

Ⅱ．嗜酸性腹腔积液在猫中相对不常见，但可能作为嗜酸性粒细胞增多综合征的一部分，或由于存在 T 细胞淋巴瘤（影响胃肠道）或肥大细胞瘤而作为类

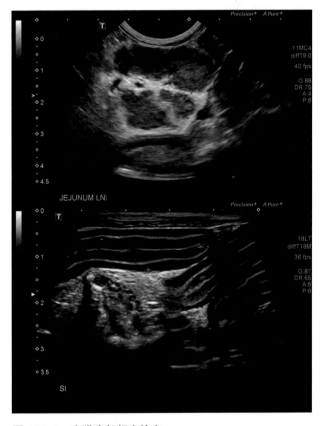

图 105.1　患猫腹部超声检查

肿瘤效应出现。嗜酸性粒细胞增多综合征通常包括明显的外周嗜酸性粒细胞增多。一些 T 细胞淋巴瘤和肥大细胞瘤能够产生白介素 5，这种细胞因子促进嗜酸性粒细胞增殖和向受累组织迁移。

Ⅲ．理想情况下，应对受累淋巴结和其他腹部器官进行取样。探查性手术和活检可能会最大程度帮助诊断。

[1] Adler JA, Drobatz KJ, Hess RS. Abnormalities of serum electrolyte concentrations in dogs with hypoadrenocorticism. *J Vet Intern Med.* 2007 Nov; 21(6): 1168–73.

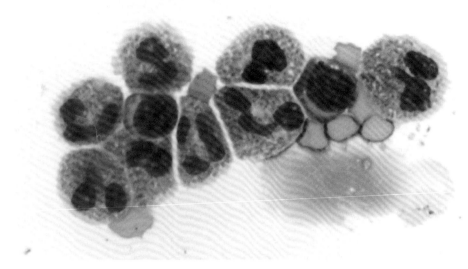

图 105.2　患猫腹腔积液穿刺样本罗曼诺夫斯基染色细胞学检查

对受累器官进行细针抽吸也可以进行诊断，同时侵入性更小，该病例即用这种方法。对增大的空肠淋巴结、脾脏和肝脏的细针抽吸显示有明显的肥大细胞浸润，从而诊断该猫为内脏肥大细胞增多症。

病例 106

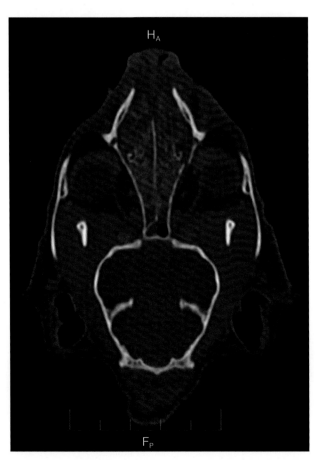

图 106.1　患猫头部 CT 检查

病例 106：问题　一只 2 岁绝育雌性家养短毛猫有 4 个月的呼吸杂音增加和进行性呼吸困难病史。主诉双侧鼻分泌物呈黏液至黏液脓性。FeLV、FIV、猫疱疹病毒、猫杯状病毒和猫衣原体的检测都为阴性。该猫之前在户外散养，所有的疫苗接种记录均为最新，且有良好的食欲和活动水平。

体格检查时，该猫体温轻度升高，为 39.2 ℃（102.7 ℉），体重 4.5 kg（9.9 lb），体况评分为 6/9。肺音清晰，双侧鼻孔有脓性分泌物，体格检查的其他部分无显著异常。CBC 和血清生化大部分在正常范围内，除了血清总钙升高至 14.8 mg/dL（8.4 ~ 11.8 mg/dL）。头部 CT 显示严重的双侧鼻窦炎伴咽后淋巴结肿大（图 106.1）。鼻活检制成涂片（提供显微图像，图 106.2）。

Ⅰ. 显微图像中的微生物是什么？

Ⅱ. 可以通过哪些其他测试来诊断这种感染？

Ⅲ. 这种微生物还会影响哪些器官 / 器官系统？

Ⅳ. 该猫有哪些治疗选择？如何监测治疗效果？

Ⅴ. 可能的预后是什么？

病例 106：回答　Ⅰ. 可见大小和形状各异的圆形或出芽胞外酵母菌，周围有新型隐球菌或加蒂隐球菌特有的清晰、厚实的未染色荚膜。

Ⅱ. 通过乳胶抗原凝集试验（latex antigen agglut-ination test，LCAT）测量血清、脑脊液或尿液中的隐球菌荚膜抗原。该测试对血清的敏感性为 90% ~ 100%，特异性为 97% ~ 100%。

Ⅲ. 猫隐球菌感染的常见形式包括鼻型、中枢神经系统型、皮肤型和全身型。系统性症状包括葡萄膜炎、脉络膜视网膜炎、骨髓炎、多发性关节炎、淋巴结炎和多器官受累。

Ⅳ. 一般使用抗真菌口服唑类药物，如氟康唑或伊曲康唑单药治疗，也可以使用两性霉素 B 治疗，结果没有差异。尽管已经观察到对氟康唑的耐药性，但这种药物仍是中枢神经系统、眼睛或泌尿系统感染的首选药物。LCAT 滴度可用于监测治疗效果。

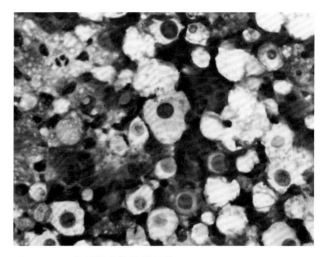

图 106.2　鼻活检涂片镜检图像

Ⅴ. 如果早期诊断，预后通常是良好的。但复发很常见，中枢神经系统受累对预后有不利影响。

病例 107　病例 108

病例 107：问题　一只 13 岁家养短毛猫有 2 个月的咳嗽史。肺音在腹部减弱。胸片显示大量胸腔积液（图 107.1）。其特征为：总蛋白 53 g/L（5.3 g/dL），有核细胞总数 2540 个 /μL，液体呈黄橙色，轻度混浊。细胞学检查显示约 50% 的非变性中性粒细胞、25% 的小淋巴细胞和 25% 被鉴定为巨噬细胞的大单核细胞。此外，还观察到一小部分细胞呈恶性。

Ⅰ. 仅根据细胞计数和总蛋白含量，你如何描述这种渗出液？

Ⅱ. 你的鉴别诊断包括哪些肿瘤疾病？

病例 107：回答　Ⅰ. 基于细胞计数和蛋白质含量，这是一种改性渗出液（蛋白质 > 25 g/L，总细胞计数 < 5000/μL）。如果没有观察到肿瘤细胞群，低细胞含量和高蛋白质含量会增加对 FIP 的怀疑。这说明了对所有渗出液进行细胞学检查以获得更准确诊断的重要性。

Ⅱ. 圆形细胞和上皮源性肿瘤通常比其他类型的肿瘤脱落更多。可导致胸腔积液的最常见肿瘤疾病包括淋巴肉瘤和癌（位于支气管或肺的胸膜间隙，偶尔作为其他原发部位的转移瘤）。肥大细胞瘤和浆细胞瘤是圆形细胞型的肿瘤，可导致胸腔积液（尽管在浆细胞肿瘤中很少见）。间皮瘤也与空腔积液有关，但在伴侣动物中很少见。

在该病例中，肿瘤群被认为起源于上皮，最终诊断为支气管癌。

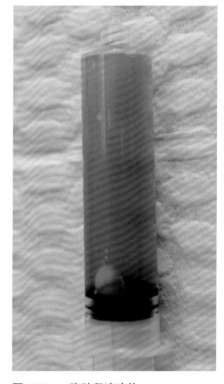

图 107.1　胸腔积液液体

病例 108：问题　一只未去势雄性老年混种柯利牧羊犬，主诉其腹部肿大、嗜睡，并伴有严重的排便困难。腹部 X 线片显示腹腔尾部有一软组织肿物，使膀胱向颅侧移位。犬主人拒绝进一步的诊断检测，并选择对患犬实施安乐死。图 108.1 显示了腹腔尾部的大体尸检视图，戴手套的手握着膀胱。

Ⅰ. 你能看到什么病变？

Ⅱ. 对于这个位置的肿物，你会考虑哪些鉴别诊断？

Ⅲ. 前列腺旁囊肿是如何产生的？

Ⅳ. 对于该病例，去势或任何其他形式的医疗干预会有任何积极影响吗？

病例 108：回答　Ⅰ.在膀胱颈的腹侧可见 2 个大的、光滑的圆形结构（图 108.2 中 *），每个睾丸的输精管穿过每个结构的腹侧。

Ⅱ.这些结构与犬前列腺的正常解剖位置密切相关。该区域肿物的原发性鉴别诊断包括明显的前列腺增生、前列腺腺癌、前列腺旁囊肿和前列腺脓肿。移行细胞癌也可能出现在该区域，与膀胱三角区相关，但移行细胞癌通常侵入膀胱壁和膀胱腔。

Ⅲ.前列腺旁囊肿起源于苗勒管系统的胚胎学残余，特别是前列腺囊的盲端囊。这些囊性结构在解剖学上与前列腺和尿道密切相关，但不直接与下泌尿道相通。

Ⅳ.一般建议在手术治疗前去势，但去势本身并不是一种有效的治疗方法。建议通过手术完全切除囊肿，如果不可行，则进行囊肿袋形缝合术或网膜化。虽然通常建议去势，但至少有 2 例在已去势的犬中诊断出前列腺旁囊肿的病例（Goodrich et al., JAAHA Vol. 47, No. 6, pp. e195-e198, 2011）。其他医学疗法尚无任何积极影响。

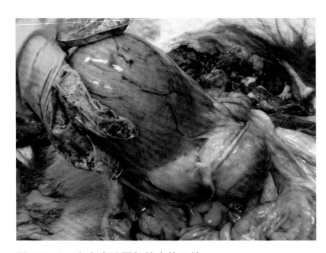

图 108.1　患犬腹腔尾部的大体尸检

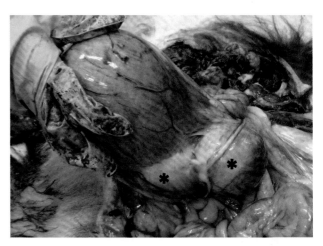

图 108.2　患犬腹腔尾部的大体尸检，戴手套的手握着膀胱，* 为大的、光滑的圆形结构

病例 109

病例 109：问题　一只 11 岁去势雄性瑞典柯基犬有 3 周的多饮/多尿和贪食症病史。主诉该犬每晚需要出去小便几次，并且最近表现出行为异常，包括咀嚼非食物物品。该犬偶尔呕吐，没有腹泻病史。除常规驱虫药外，没有服用任何药物。

体格检查时，犬很紧张，呼吸急促，在检查过程中不停喘气。该犬体况评分为 9/9，心率和体温无异常。

常规的生化检查、TT$_4$ 测定和通过试纸进行内部尿液分析的相关结果如表 109.1、表 109.2 所示。

表 109.1　患犬常规生化检查结果

分析物	SI 单位制		常规单位制	
	结果	参考范围	结果	参考范围
BUN	5.1 μmol/L	2.5 ~ 9 μmol/L	14.3 mg/dL	7 ~ 25.2 mg/dL
肌酐	50 μmol/L	48 ~ 109 μmol/L	0.6 mg/dL	0.5 ~ 1.2 mg/dL
葡萄糖	6.02 mmol/L	3.6 ~ 6.7 mmol/L	108.4 mg/dL	64.8 ~ 120.6 mg/dL
胆固醇	6.5 mmol/L	3.27 ~ 9.82 mmol/L	250 mg/dL	125.8 ~ 377.7 mg/dL
总蛋白	81 g/L	54 ~ 74 g/L	8.1 g/dL	5.4 ~ 7.4 g/dL

分析物	SI 单位制		常规单位制	
	结果	参考范围	结果	参考范围
白蛋白	32 g/L	33 ~ 44 g/L	3.2 g/dL	3.3 ~ 4.4 g/dL
总胆红素	1 μmol/L	1 ~ 3 μmol/L	0.1 mg/dL	0.1 ~ 0.2 mg/dL
肌酸激酶	815 U/L	0 ~ 385 U/L	815 U/L	0 ~ 385 U/L
碱性磷酸酶	1589 U/L	0 ~ 87 U/L	1589 U/L	0 ~ 87 U/L
ALT	293 U/L	0 ~ 88 U/L	293 U/L	0 ~ 88 U/L
AST	74 U/L	0 ~ 51 U/L	74 U/L	0 ~ 51 U/L
Na^+	150 mmol/L	141 ~ 153 mmol/L	150 mEq/dL	141 ~ 153 mEq/dL
K^+	5.2 mmol/L	4 ~ 5.4 mmol/L	5.2 meq/dL	4 ~ 5.4 meq/dL
钙	2.1 mmol/L	2.08 ~ 2.82 mmol/L	0.5 mg/dL	0.5 ~ 0.7 mg/dL
磷	1.92 mmol/L	0.92 ~ 1.82 mmol/L	0.6 mg/dL	0.3 ~ 0.6 mg/dL

TT_4 合计：86 nmol/L（参考范围 18 ~ 48 mmol/L）

表 109.2 患犬尿液分析结果

项目	结果
尿比重	1.005
蛋白质	1+
pH 值	5.0
葡萄糖	阴性

Ⅰ. 对多饮/多尿最重要的鉴别诊断是什么？

Ⅱ. 在多饮/多尿的鉴别诊断中，哪一种与贪食症有关？

Ⅲ. 如何判读该病例的临床病理学结果？

Ⅳ. 这时还需要进行哪些额外的诊断测试（如果有）？

Ⅴ. 除了甲状腺功能亢进，还有什么原因可以解释 TT_4 结果升高？

病例 109：回答 Ⅰ. 多饮/多尿的重要和常见的鉴别诊断包括糖尿病、慢性肾功能不全、肾盂肾炎、肾上腺皮质功能亢进、肾上腺皮质功能减退、肝病、高钙血症、甲状腺功能亢进、精神性多饮和肾性尿崩症。以上并不是全部鉴别诊断，但是其他一些鉴别诊断（如子宫蓄脓和药物副作用），可以通过患犬的性别或病史立即排除。

Ⅱ. 糖尿病、肾上腺皮质功能亢进和甲状腺功能亢进都与贪食症有关。

Ⅲ. BUN 和肌酐浓度均在参考范围内，可有效排除慢性肾功能不全，并显著降低肾盂肾炎的可能性。类似地，血糖浓度在参考范围内且无糖尿可有效排除糖尿病和其他罕见疾病（如范科尼综合征或原发性肾性糖尿）。

大多数电解质（包括钠、钾和钙）的浓度都在参考范围内，这显著降低怀疑为肾上腺皮质功能减退的可能性，并排除会导致多尿的高钙血症。所有肝标志酶均显示活性升高，其中碱性磷酸酶活性（约为参考范围上限的 18 倍）的升高比例大于 ALT 和 AST 活性（分别升高 3 倍和 1.4 倍），这与胆道疾病、胆汁淤积或糖皮质激素诱导最为相符。

报告显示 TT_4 显著增加。

尿检显示低水平蛋白尿。但要注意，这是使用试纸检测法在稀释的尿样中检测到的。

Ⅳ. 初步筛查、临床生化检查和尿检排除了几个重要的鉴别诊断。肾上腺皮质功能亢进和甲状腺功能亢进都是可能的临床诊断，进一步的诊断检查应旨在确认/排除这两种疾病中的一种。应进一步评估微量蛋白尿，最好测量尿蛋白/肌酐比值，因为在稀释尿液中，尿试纸很容易出现假阳性蛋白结果。

可通过多种方法实现肾上腺功能的进一步评估，包括测量尿皮质醇：肌酐比值、小剂量地塞米松抑制试验或 ACTH 刺激试验。

需要进一步评估甲状腺功能。理想情况下，应使用单独的血液样本确认结果。应考虑检测促甲状腺激素、游

离 T_4 和甲状腺球蛋白自身抗体。

如果有条件，高级成像（超声或 CT）具有很高的诊断效率。甲状腺组织和肾上腺都可以用这些技术评估。

V. 真性甲状腺功能亢进在犬中很少见，最常见的诊断是功能性甲状腺癌。该病例 TT_4 升高的其他潜在病因包括过量服用甲状腺补充剂或食用含有甲状腺组织的生食。许多 TT_4 检测容易受到甲状腺球蛋白自身抗体的干扰。这些抗体如果存在，往往会倾向于与检测中使用的示踪剂化合物结合，并导致人为升高的结果。

本病例的附加诊断影像和进一步检查见病例 76。

病例 110

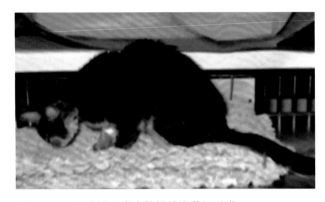

图 110.1　就诊的 7 岁去势雄性家养短毛猫
（图片由 Michael Willard 博士提供。）

病例 110：问题　一只 7 岁去势雄性家养短毛猫存在 3 个月的嗜睡史，36 h 的颈部腹曲和不愿站立的病史（图 110.1）。该猫以前很健康，疫苗接种记录为最新，生活在室内。

体重 4.6 kg（10.1 lb），体况评分为 3/9，生命重要参数在正常范围内，收缩压为 196 mmHg。眼底检查时发现视网膜血管充血且扭曲。体格检查其他部分并无显著异常。

表 110.1 为血清生化检查结果。还进行了腹部超声检查，图 110.2 为在右肾前内侧发现的一结构的纵向视图。

表 110.1　患猫血清生化检查结果

分析物	SI 单位制		常规单位制	
	结果	参考范围	结果	参考范围
葡萄糖	7.94 mmol/L	3.61 ~ 7.27 mmol/L	143 mg/dL	65 ~ 131 mg/dL
胆固醇	3.99 mmol/L	1.45 ~ 4.17 mmol/L	154 mg/dL	56 ~ 161 mg/dL
BUN	5.71 mmol/L	2.9 ~ 8.2 mmol/L	16 mg/dL	19 ~ 33 mg/dL
肌酐	90.1 µmol/L	53 ~ 159 µmol/L	1.02 mg/dL	0.8 ~ 1.8 mg/dL
镁	0.85 mmol/L	0.85 ~ 1.15 mmol/L	1.7 mg/dL	1.7 ~ 2.3 mg/dL
钙	2.75 mmol/L	2.1 ~ 2.95 mmol/L	11.0 mg/dL	8.4 ~ 11.8 mg/dL
磷	1.13 mmol/L	1.23 ~ 2.42 mmol/L	3.5 mg/dL	3.8 ~ 7.5 mg/dL
总蛋白	78 g/L	61 ~ 77 g/L	7.8 g/dL	6.1 ~ 7.7 g/dL
白蛋白	33 g/L	25 ~ 33 g/L	3.3 g/dL	2.5 ~ 3.3 g/dL
球蛋白	38 g/L	23 ~ 38 g/L	3.8 g/dL	2.3 ~ 3.8 g/dL
ALT	41 U/L	26 ~ 84 U/L	41 U/L	26 ~ 84 U/L
碱性磷酸酶	47 U/L	20 ~ 109 U/L	47 U/L	20 ~ 109 U/L
GGT	<10 U/L	0 ~ 12 U/L	<10 U/L	0 ~ 12 U/L
总胆红素	1.71 µmol/L	0 ~ 10.26 µmol/L	0.1 mg/dL	0 ~ 0.6 mg/dL
钠	19.5 mmol/L	18.9 ~ 20.3 nmol/L	149 mmol/L	144 ~ 155 mmol/L

分析物	SI 单位制		常规单位制	
	结果	参考范围	结果	参考范围
钾	2.4 mmol/L	3.5 ~ 5.1 mmol/L	2.4 mmol/L	3.5 ~ 5.1 mmol/L
氯化物	110 mmol/L	113 ~ 123 mmol/L	110 mmol/L	113 ~ 123 mmol/L
肌酸激酶	1750 IU/L	<120 IU/L	1750 IU/L	<120 IU/L

Ⅰ.如何判读血检结果？

Ⅱ.超声图像中标示的结构（测量内径）可能的组织来源是什么？

Ⅲ.该患猫最有可能的诊断是什么？

Ⅳ.你将进行哪些额外的诊断测试帮助确诊？

Ⅴ.有哪些可选择的治疗方法？

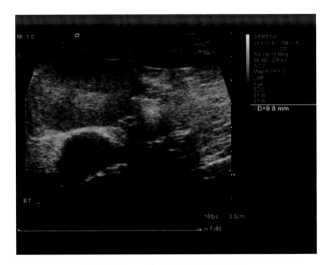

图 110.2　由得克萨斯 A&M 大学放射科提供

病例 110：回答　Ⅰ.严重的低钾血症是该病患虚弱的最可能原因。低钾血症的可能机制是摄入减少、细胞内移位和胃肠或肾脏功能丧失。轻度高血糖可能是由于压力产生的，但也可能代表糖尿病。低磷血症可能由于摄入减少、排尿增多、胃肠功能减退或内分泌疾病，如醛固酮增多症。肌酸激酶活性升高与肌肉损伤或多发性肌病有关。

Ⅱ.右肾前内侧 1 cm 的圆形低回声结构很可能代表肾上腺肿物。

Ⅲ.肾上腺腺瘤或癌引起的原发性醛固酮增多症。

Ⅳ.应测量血浆醛固酮浓度。如果在并发低钾血症的情况下，其数值高于参考范围上限的 2 倍，则可诊断为原发性醛固酮增多症。理想情况下，应测量血浆肾素活性，以排除因肾素－血管紧张素－醛固酮系统刺激引起的醛固酮升高。然而，目前还没有可用的猫血浆肾素活性测定法。

Ⅴ.严重的低钾血症必须通过母乳和肠内补钾解决。重度高血压应使用氨氯地平治疗。肾上腺切除术被认为是治疗单侧肾上腺肿物的首选方法。肾上腺切除术的围手术期死亡率为 20% ~ 30%，但对于成功存活的患病动物来说，长期预后良好。猫也可做好医疗管理，包括螺内酯、口服钾补充剂和氨氯地平。

病例 111

病例 111：问题　一只中年大型犬表现出急性发作的嗜睡、脸色苍白和腹胀。腹部超声检查显示与血液吻合的大量游离腹腔液，以及患犬脾上有一直径至少 10 cm（约 4 in）的孤立肿物。紧急手术切除脾脏（图 111.1），输

延伸阅读（病例 110）

[1] Daniel G, Mahoney OM, Markovich JE, et al. Clinical findings, diagnostics and outcome in 33 cats with adrenal neoplasia (2002–2013). *J Feline Med Surg* 18:77, 2016.

[2] Djajadiningrat–Laanen SC, Galac S, and Kooistra H. Primary hyperaldosteronism：expanding the diagnostic net. *J Feline Med Surg* 13:641, 2011.

[3] La AJ, Holt DE, Brown DC, et al. Treatment of aldosterone–secreting adrenocortical tumors in cats by unilateral adrenalectomy: 10 cases (2002–2012). *J Vet Intern Med* 28:137, 2014. Schulman RL.

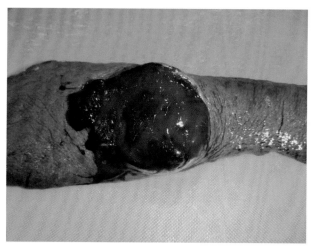

图 111.1　手术切除的脾脏

注 pRBC 后，患犬开始恢复，无并发症。在手术过程中，没有发现任何腹部器官转移的明显证据。

Ⅰ. 对于该脾脏肿物，你考虑哪些鉴别诊断？

Ⅱ. 如果你怀疑这是肿瘤过程，你打算如何对该患犬进行分期？

Ⅲ. 如果该病变是血管肉瘤，且你在进一步检查中没有发现局部或远处转移的证据，你会推荐如何进行进一步的辅助治疗（如果有的话），为什么？

Ⅳ. 请描述血管肉瘤发生的常见部位和最可能发生远处转移的部位。

病例 111：回答　Ⅰ. 犬脾脏肿物的鉴别诊断包括血管肉瘤、血肿、脾结节性增生、肉芽肿形成和骨髓脂肪瘤。这些病变中的任何一个，只要足够大，都可能自发破裂或在轻微创伤后破裂，并导致严重的腹腔内出血。其他肿瘤性或炎性疾病也可发生在脾脏，如肥大细胞浸润和淋巴肉瘤，但这些通常与脾脏结构的弥漫性变化有关，而不是如图所示的离散病变。虽然不完全可靠，但这种大小的肿物与先前的出血事件无关，不太可能是恶性的。该犬的这种特殊病变是脾结节性增生的一个例子，在组织学上是良性的。

Ⅱ. 在等待类似病例的组织病理学检查时，怀疑脾脏恶性肿瘤是合理的，最有可能是血管肉瘤。为了尽可能提供最准确的预后，应对患犬进行额外分期。在大型犬中，假设设备可用，胸部和腹部 CT 检查（无论是否有静脉注射造影剂）对分期非常有用。CT 检查对胸腔内转移性疾病的检测比胸部 X 线摄影具有更高的灵敏度，因为 CT 能够检测到更小的病变，并能显示比平片 X 线摄影更大的肺部。CT 还可以对腹部器官的实质进行评估，有可能观察到手术中不能立即显现的更深层病变。

如果无法进行 CT 检查，建议进行三视图胸片和重复腹部超声检查，注意评估所有腹腔内器官。

可以考虑使用心脏超声筛查右心房病变，但该病例没有进行心脏超声筛查，因为认为其右心房的原发性病变更有可能与多发性肺转移病变相关。

在中年或老年犬中，筛查生化和血液学检查能有效评估是否有共病或并发症。

Ⅲ. 缺乏大体转移的证据并不排除微转移疾病的存在。无论手术时是否发现转移，单纯手术治疗的脾血管肉瘤犬的中位生存期仅为 2 个月。术后存活超过一年的犬只有接受手术治疗的 10% 左右。

术后使用单一药物阿霉素的辅助化疗后中位生存期为 6 ~ 8 个月，同时维持良好的生活质量。

已经研究了许多其他治疗血管肉瘤的方法，包括多药化疗和规律性小剂量化疗。目前，这些方法都没有比单药阿霉素的更好效果。

Ⅳ. 血管肉瘤常见的原发部位包括脾脏、肝脏、心底和皮肤。皮肤血管肉瘤的生物学行为与内脏血管肉瘤有很大不同，皮肤血管肉瘤的中位生存期更长（一篇文章表示其长达 780 天）。

转移通过血液传播，因此，可以发生在任何器官，但最常见部位是肺、肝和脾。

病例 112　病例 113

病例 112：问题　一只 1 岁去势雄性阿富汗猎犬出现持续 36 h 的急性呕吐和厌食症。患犬目前正在接种推荐的疫苗，并接受常规的心丝虫和体外驱虫。

体格检查时，该犬体温正常，为 38.6℃（101.5 °F），体重 27.5 kg（60.5 lb），体况评分为 4/9。有轻度至中度腹部不适。其余部分体格检查无显著异常。

获得的最小检查数据库有 CBC、生化检查、尿液分析和 SNAP 犬胰脂肪酶测定。只有 SNAP 犬胰脂肪酶测定结果异常，显示升高（> 200 ug/L）。

对腹部进行右侧、左侧和腹侧位的 X 线摄影，图 112.1 为左侧位和腹侧位的 X 线图像。胃内含有少量气体和异质性软组织混浊（图 112.1 中 *）。从任何角度都看不到十二指肠内的气体。小肠的其余部分和其他腹部器官都是正常的。进行了全腹部超声检查，图 112.2 显示穿过胃体的横断面。胃壁厚度和胃壁分层正常。皱襞间可见少量无回声液体（图 112.2 中箭头）。胃腔内有一个相对较大的物体，边界不清晰，回声强，产生严重的远端声影伪影（图 112.2 中 *），使胃壁深处模糊不清。

Ⅰ. 如何判读影像学结果？

Ⅱ. 患犬最有可能的诊断是什么？

Ⅲ. 你会如何处理该病例？

Ⅳ. 该疾病可能的预后是什么？

病例 112：回答　Ⅰ. 综合来看，放射影像上非均质的气体形态和胃腔中的阴影物体与异物相符。该犬的异物没有穿过幽门，也未见小肠梗阻。

Ⅱ. 胃内异物。

Ⅲ. 如果异物小到可安全地逆行穿过食道，那么可用阿扑吗啡诱导呕吐。这通常在出现临床症状前的紧急情况下尝试。对于大多数胃异物，建议在内窥镜下取出（如果可行）。如果呕吐和（或）内窥镜取出都失败，还可选择剖腹探查术。

Ⅳ. 移除效果极佳。

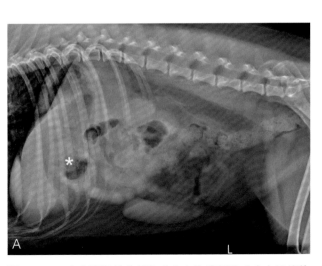

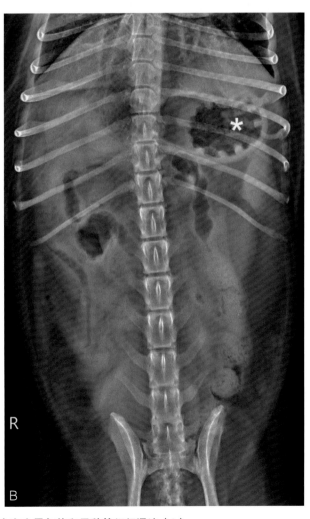

图 112.1　患犬腹部的左侧位（左）和腹侧位（右）X 线片，胃含有少量气体和异种软组织混浊（*）

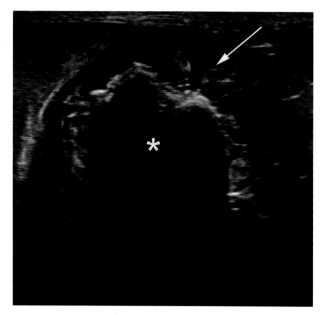

图 112.2　患犬腹部超声检查胃横断面，远端声影伪影（＊），少量无回声液体（箭头处）

病例 113：问题　一只 9 岁绝育雌性混种斗牛犬，主诉其烦躁不安，呼吸急促，体重明显增加。侧位胸片如图 113.1 所示。

Ⅰ.（该片中）颈背侧皮下组织中的放射致密物是什么？

Ⅱ.皮肤钙质沉着与哪些疾病过程有关？

Ⅲ.肾上腺皮质功能亢进患犬还有哪些器官 / 组织会发生钙化？

病例 113：回答　Ⅰ.颈背侧皮下组织中的放射性致密物质是钙沉积，与皮肤钙质沉着相符。

Ⅱ.在犬中，与皮肤钙质沉着相关的最常见疾病是肾上腺皮质功能亢进。鉴别诊断相对较少，早期病变可能类似于浅表性脓皮病，严重时与深部脓皮病或严重真菌性皮炎混淆。组织学评估具诊断性。

Ⅲ.除了皮肤的矿化，犬的肾上腺皮质功能亢进

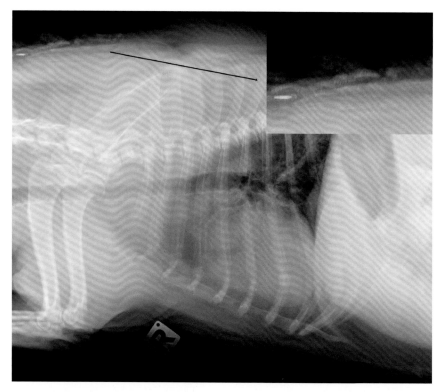

图 113.1　一只呼吸急促和明显体重增加患犬的右侧胸片。右上角插图为背侧皮下组织的放大影像

可能与其他软组织的矿化有关，包括肌肉、血管、气管 / 支气管和肺实质。据研究，大约 70% 肾上腺皮质功能亢进患犬存在支气管矿化，大约 30% 患犬存在肺矿化。本病例中患犬可见支气管矿化和轻度肺矿化。

病例 114

病例 114：问题　一只 9 岁去势雄性家养短毛猫，主诉其爪子肿胀和腹部下垂。体格检查显示肢体外侧和腹

股沟脂肪垫出现凹陷性皮下水肿（图 114.1）。常规生化检查、尿液分析和尿蛋白：肌酐比值的相关结果如表 114.1、表 114.2 所示。

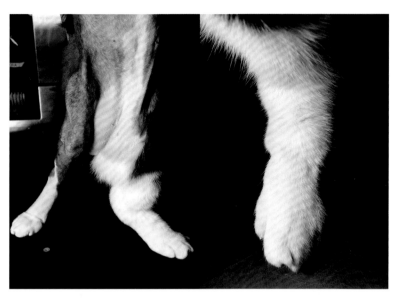

图 114.1 患猫肢体外侧和腹股沟脂肪垫出现凹陷性皮下水肿

表 114.1 患犬常规生化检查结果

分析物	SI 单位制		常规单位制	
	结果	参考范围	结果	参考范围
BUN	9.9 µmol/L	5.7 ~ 12.9 µmol/L	27.7 mg/dL	16 ~ 36.1 mg/dL
肌酐	118 µmol/L	70 ~ 159 µmol/L	1.3 mg/dL	0.8 ~ 1.8 mg/dL
SDMA	4 µg/dL	0 ~ 14 µg/dL		
葡萄糖	9.1 mmol/L	3.9 ~ 6.1 mmol/L	165.5 mg/dL	70.9 ~ 110.9 mg/dL
胆固醇	6.3 mmol/L	1.5 ~ 6 mmol/L	42.3 mg/dL	57.7 ~ 230.8 mg/dL
总蛋白	42 g/L	63 ~ 83 g/L	4.2 g/dL	6.3 ~ 8.3 g/dL
白蛋白	12 g/L	28 ~ 42 g/L	1.2 g/dL	2.8 ~ 4.2 g/dL

表 114.2 患猫尿液分析结果

项目	结果
尿比重	1.029
pH 值	7.0
葡萄糖	阴性
蛋白质	3+
尿蛋白：肌酐	6.84（<0.2）

Ⅰ. 肾病综合征的构成有哪些？

Ⅱ. 哪些原发性疾病最常与猫的肾病综合征相关？

Ⅲ. 该猫的尿蛋白浓度为 10.91 g/L（1.09 g/dL）。这会如何影响尿比重？

Ⅳ. 如何治疗该猫？

Ⅴ. 该患猫预后如何？

病例 114：回答　Ⅰ. 当患病动物同时存在蛋白尿、低白蛋白血症、高脂血症 / 高胆固醇血症和第三间隙液体丢失（腹水、胸腔积液、外周水肿）时，可诊断为肾病综合征。而若低白蛋白血症、蛋白尿和高脂血症的患病动物没有第三间隙液体丢失，有时也被称为"不完全肾病综合征"。

Ⅱ. 肾病综合征是肾小球疾病的病理特征。肾病综合征患猫可能会出现多种肾小球病变，最常见的是膜性肾小球肾炎。高血压（原发性或继发于其他疾病过程）、感染性和非感染性炎性疾病都可能与肾小球蛋白丢失有关，如 FIP、系统性红斑狼疮和淋巴肉瘤。虽然没有硬性规定可以用来解释尿蛋白：肌酐比值，但根据经验，这些疾病通常与该猫尿蛋白：肌酐比值明显升高无关。

Ⅲ. 尿蛋白浓度升高会增加尿比重，因为尿比重是衡量尿液中存在的总溶质（包括蛋白质）的指标。如果尿样中含有 10 g/L（1.0 g/dL）白蛋白，通过折射法测定的尿比重将增加约 0.003。在出现明显蛋白尿的情况下，如何准确测定肾脏浓缩能力至关重要，而测量尿液渗透压比尿比重更有效，因为白蛋白等蛋白质对渗透压的影响可以忽略不计。

Ⅳ. 如果有地方性疾病，应评估猫是否存在与严重肾蛋白丢失相关的其他疾病，包括传染病。如果发现与蛋白丢失性肾病相关的原发疾病，应进行适当治疗。

降低蛋白尿程度的措施通常被认为可减缓疾病进展，保留蛋白丢失性肾病患猫的肾小管功能。常见的治疗处方为给予血管紧张素转换酶抑制剂，如贝那普利。贝那普利疗法已被证明可以降低猫蛋白尿的程度，治疗开始时，尿蛋白：肌酐比值较高的患猫效果更明显。也可以考虑使用氯沙坦或替米沙坦等血管紧张素受体阻滞剂药物，但在撰写本文时，几乎没有关于它们在猫中使用的研究数据。如果猫有明显的系统性高血压，可能需要用氨氯地平阻滞钙离子通道。

严重蛋白丢失性肾病患猫，尤其是那些有明显低白蛋白血症的猫，患血栓栓塞性疾病的风险更高。抗凝血酶Ⅲ是凝血级联反应的关键调节蛋白，其分子量和电荷与白蛋白非常相似。因此，丢失大量白蛋白的患猫很可能是缺乏抗凝血酶Ⅲ。应考虑小剂量阿司匹林疗法（5 mg/ 猫，q72 h）和选择性抗血小板药物如氯吡格雷，但动物医学文献中关于这些药物对严重蛋白尿患猫的安全性或有效性的数据很少。

Ⅴ. 在诊断时，该猫预后很差。蛋白尿通常被认为是慢性肾病患病动物的负面预后因素。

病例 115

病例 115：问题　一只 1.5 岁雌性澳大利亚卡尔比犬接受不复杂的卵巢子宫切除术，康复后出院并服用了 3 天卡洛芬（剂量为 1.8 mg/kg，每天 2 次）。出院后约 36 h，犬失去食欲，出现轻度腹泻，此时患犬主人停用卡洛芬。第 2 天，出现多饮 / 多尿和呕吐症状。该犬被紧急带到动物诊所，反应迟钝，口腔黏膜明显充血，毛细血管再充盈时间约为 3 s。根据皮肤肿胀程度判断该犬至少脱水 8%。

常规临床生化检查和尿液分析的结果如表 115.1、表 115.2 所示。

表 115.1　患犬常规生化检查结果

分析物	SI 单位制		常规单位制	
	结果	参考范围	结果	参考范围
BUN	74.5 μmol/L	3.6 ~ 11.4 μmol/L	208.6 mg/dL	10.1 ~ 31.9 mg/dL
肌酐	629 μmol/L	53 ~ 123 μmol/L	7.1 mg/dL	0.6 ~ 1.4 mg/dL
SDMA	46 μg/dL	0 ~ 14 μg/dL		

分析物	SI 单位制		常规单位制	
	结果	参考范围	结果	参考范围
葡萄糖	6.3 mmol/L	3.9 ~ 6.1 mmol/L	114.5 mg/dL	70.9 ~ 110.9 mg/dL
胆固醇	9.9 mmol/L	3 ~ 9 mmol/L	0.3 mg/dL	0.1 ~ 346.2 mg/dL
总蛋白	59 g/L	52 ~ 75 g/L	5.9 g/dL	5.2 ~ 7.5 g/dL
白蛋白	29 g/L	26 ~ 44 g/L	2.9 g/dL	2.6 ~ 4.4 g/dL
总胆红素	8 μmol/L	0 ~ 6 μmol/L	0.5 mg/dL	0 ~ 0.4 mg/dL
肌酸激酶	733 U/L	0 ~ 609 U/L	733 U/L	0 ~ 609 U/L
碱性磷酸酶	96 U/L	0 ~ 185 U/L	96 U/L	0 ~ 185 U/L
ALT	19 U/L	0 ~ 75 U/L	19 U/L	0 ~ 75 U/L
Na^+	143 mmol/L	139 ~ 153 mmol/L	143 mEq/dL	139 ~ 153 mEq/dL
K^+	3.4 mmol/L	3.5 ~ 5.6 mmol/L	3.4 meq/dL	3.5 ~ 5.6 meq/dL
钙	2.13 mmol/L	2.2 ~ 3 mmol/L	8.54 mg/dL	8.82 ~ 12.02 mg/dL
磷	4.27 mmol/L	1 ~ 3 mmol/L	13.22 mg/dL	3.1 ~ 9.29 mg/dL

表 115.2　患犬尿液分析结果（自由排尿收集样本）

项目	结果
尿比重	1.011
尿液 pH 值	6.0
葡萄糖	阴性
蛋白质	阴性
沉积物白细胞	偶尔

Ⅰ. 如何判读临床生化和尿液分析结果？

Ⅱ. 该患犬最有可能的诊断结果是什么？

Ⅲ. 非甾体抗炎药（nonsteroidal anti-inflammatory drugs，NSAIDs）如何影响肾血流量？

病例 115：回答　Ⅰ. 临床生化结果显示严重氮质血症和 SDMA 浓度升高，与肾小球功能明显丧失相符。该犬同时患有高磷血症和轻度低钙血症，其他电解质无显著异常。尿液是等渗尿（尿比重为 1.011），带有轻度反应性沉积物。出现等渗尿和严重氮质血症说明该犬的氮质血症是肾性的，而不是肾前性或肾后性。尿样是自由排尿时收集的，因此，偶尔出现的白细胞可能来自下泌尿道，不太可能有临床意义。

Ⅱ. 根据患犬的临床病史、生化检查结果和尿液分析结果，诊断为急性肾损伤（acute kidney injury，AKI），可能继发于 NSAID 肾毒性。

Ⅲ. NSAID 通过抑制环氧合（cyclooxygenase，COX）酶发挥作用，而 COX 酶对于花生四烯酸合成多种前列腺素过程至关重要。这些前列腺素具有重要的血管活性、伤害感受和血小板功能调节作用。前列腺素 E_2（prostaglandin，PGE_2）和前列腺素 I_2（prostaglandin，PGI_2）对肾血流量都有很大的影响，直接作为血管扩张剂并促进肾素释放，从而通过肾素 - 血管紧张素系统改变肾血流量。COX 酶以多种形式存在（COX-1、COX-2 和 COX-3），COX-1 和 COX-2 都参与 PGE_2 的产生，COX-2 在 PGI_2 的产生中尤为重要。COX-1 和 COX-2 都是在犬肾中形成的，它们的表达水平受肾血流量的影响。由于前列腺素的局部产生减少，肾中任何一种 COX 同工酶的抑制都可能导致肾血管收缩。

正常情况下，COX 酶在肾脏内的表达相对较低，前列腺素对肾灌注的影响很小。当肾血流量受损时（如由于低血容量），COX 酶表达增加，PGE 和 PGI 的血管扩张作用起到维持肾血流量的作用。抑制 COX 酶活性将阻断前列腺素的血管扩张作用，使肾缺血永久化。因此，低血容量或低血压患病动物发生由 NSAID 引起肾损伤的几率更高。

病例 116

病例 116：问题　一只 8 岁去势雄性混种犬因出现 2 周的厌食、嗜睡和呕吐史而就诊。该犬已接受奥美拉唑（每天 1 次）和硫糖铝（每天 3 次）治疗，但临床症状没有改善。其每年都会接种最新的疫苗，每月使用驱虫药预防跳蚤、蜱和心丝虫。除所列药物外，该患犬没有接受过任何其他药物（如 NSAID、类固醇）。体格检查时，其黏膜苍白。触诊前侧腹部时，该犬会夹腿。其生命体征正常，体况评分为 6/9。图 116.1 显示其呕吐物。

体格检查未发现其他异常。相关的血液检查和生化检查结果如表 116.1 所示。

进行上消化道内窥镜检查，如图 116.2 所示（胃窦）。

Ⅰ. 该犬贫血最可能的原因是什么？

Ⅱ. 犬胃肠道溃疡最常见的病因是什么？

Ⅲ. 还应该考虑哪些额外的诊断测试来确诊？

Ⅳ. 奥美拉唑应该停用多久，才能使血清胃泌素浓度恢复到基线水平？

Ⅴ. 如果患犬被诊断为胰腺胃泌素瘤，可以考虑采用哪些额外的治疗方法？

病例 116：回答　Ⅰ. 近端胃肠道失血。

Ⅱ. 犬胃肠道溃疡最常见的病因是胃肠道肿瘤、胰腺胃泌素瘤、肝功能衰竭和 NSAID（联合或不联合皮质类固醇用药）。特发性炎症性肠病和肾上腺皮质功能减退是胃肠道溃疡不常见的原因。

Ⅲ. 检测血清胃泌素以评估胃泌素瘤，检测基线

表 116.1　患犬血液生化检查结果

分析物	结果	参考范围
Hct	30%	41% ~ 60%
总蛋白	3.8 g/dL	5.4 ~ 6.8 g/dL
白蛋白	1.9 g/dL	3.2 ~ 4.3 g/dL
球蛋白	1.9 g/dL	1.9 ~ 3.1 g/dL

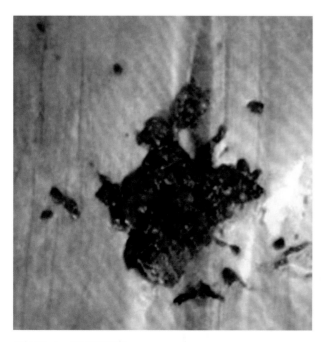

图 116.1　患犬呕吐物

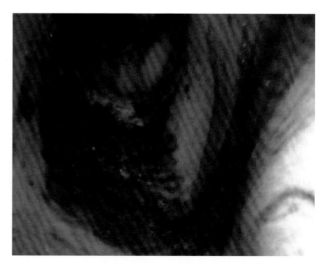

图 116.2　患犬上消化道内窥镜检查胃窦处

皮质醇以排除肾上腺皮质功能减退。应通过剖腹术或内窥镜检查进行胃肠活检，以评估胃肠道肿瘤和特发性炎症性肠病。

Ⅳ. 建议停用奥美拉唑 7 天，以防止奥美拉唑引起高胃泌素血症假阳性。

Ⅴ. 如果胰腺肿瘤位于可以切除的位置，并且没有转移到肝脏或其他远处的迹象，可能建议手术切除胰腺肿瘤。也可以考虑生长抑素类似物如奥曲肽制剂，但其费用较高且有副作用（如腹泻）。奥美拉唑的给药频率应增加至每天 2 次。

病例 117

病例 117：问题　一只 7 岁绝育雌性迷你雪纳瑞犬有持续 3 个月以上的慢性大量腹泻史，体重减轻，食欲极不稳定（从食欲旺盛到废绝不等）。主诉其粪便稠度呈"软燕麦片"样，偶尔会有更多的水样便。粪便呈淡黄色，气味强烈。体格检查发现其体重明显过轻（体况评分 1/9，图 117.1），被毛略粗糙，但其他方面无显著异常。常规临床生化检查和 CBC 无显著异常。

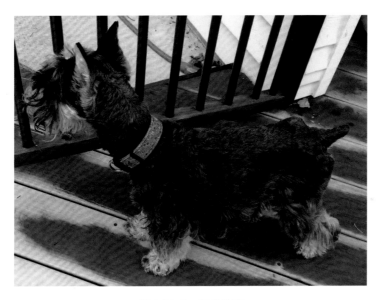

图 117.1　患犬外观

TLI、Spec-cPL、钴胺素和叶酸的血清浓度如下：

表 117.1　患犬血清 TLI、Spec-FPL、钴胺素和叶酸检测结果

分析物	TLI	Spec-cPL	钴胺素	叶酸
患犬检测值	2.7 μg/L	<30 μg/L	438 ng/L	21.3 μg/L
参考范围	5.7 ~ 45.2 μg/L	0 ~ 200 μg/L	250 ~ 1100 ng/L	7.9 ~ 24.4 μg/L

Ⅰ. 如何判读所提供的实验室检查数值？

Ⅱ. 哪些犬种最常被诊断为慢性胰腺炎？

Ⅲ. 你打算如何治疗该病例？

Ⅳ. 该犬是否有患有其他共病的风险？

病例 117：回答　Ⅰ. 血清 TLI 浓度远低于参考范围的下限。Spec-cPL、钴胺素和叶酸浓度均在各自正常参考

范围内。血清 TLI 浓度 < 2.5 g/L 通常被认为是 EPI，而 TLI> 3.5 很少与外分泌功能不全有关。该犬的 TLI 属于"灰色地带"，但与胰腺外分泌组织减少的情况基本相符，提示临床诊断为 EPI。鉴于该犬的年龄和品种，EPI 很可能继发于终末期慢性胰腺炎。

Ⅱ. 迷你雪纳瑞犬是典型易患慢性胰腺炎的犬种。在迷你雪纳瑞犬中，慢性胰腺炎可能是胰腺代谢的一种遗传性疾病（目前未知的）。据报道，其他患慢性胰腺炎风险较高的犬种包括柯利牧羊犬、查理士王小猎犬和拳师犬。值得注意的是，这些品种是在英国的一份出版物中提出的，当地品种的流行程度差异可能具有地域性。有人认为，小型犬易患慢性胰腺炎。

Ⅲ. 该犬出现体重减轻、食欲不振、大量腹泻的临床症状，很可能是由于胰腺外分泌功能和消化酶活性的丧失。应用酶替代疗法。来自牛或猪的胰腺提取物最容易实现酶替代。该犬的许多临床症状是脂肪吸收不良导致的。推荐维持适度低脂肪、高消化率的成年动物饮食。

该犬的钴胺素和叶酸浓度都在参考范围内，不需额外的干预措施，这些维生素指标应该每 4 ~ 6 个月监测 1 次。

Ⅳ. 由终末期慢性胰腺炎引起的 EPI 不同于德国牧羊犬和其他大型犬的典型 EPI，因为长期炎症会导致外分泌组织丢失和胰腺纤维替代。在患有慢性胰腺炎继发 EPI 的犬中，存在胰岛丢失和发生糖尿病的风险。终末期慢性胰腺炎患犬也可能表现急性或慢性胰腺炎症状，并伴有腹痛、呕吐和发热。

胰酶替代疗法对患犬效果良好，在治疗的前 21 天内停止腹泻，体重明显增加。

病例 118

病例 118：问题　一只患犬表现为食欲下降、厌食和吞咽困难。临床生化检查和血液学检查结果无显著异常。图 118.1 为该患犬食管远端和食管下括约肌的内窥镜图像。

Ⅰ. 如何判读该内窥镜图像？

Ⅱ. 犬食管炎常见的临床症状有哪些？

Ⅲ. 哪些药物可能与犬猫食管炎有关？

Ⅳ. 你打算如何治疗这个病例？

病例 118：回答　Ⅰ. 食管黏膜显示颗粒性增加和充血，尤其是远端。正常食管黏膜应为较浅的淡粉色，如本病例食管更近端所示（图像底部左侧）。可见轻度食管黏膜糜烂，尤其是图像左侧（纵向呈线性变红区域）。食管下括约肌开放。这些发现提示食管炎。食管下括约肌开放可能表明下食管运动障碍，容易导致胃食管反流，但括约肌开放不一定是异常，也可在接受内窥镜检查的完全正常的犬中观察到。

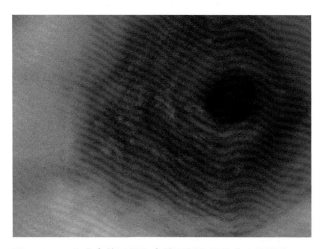

图 118.1　患犬食管远端和食管下括约肌的内窥镜图像

Ⅱ. 食管炎通常表现为模糊和多变的症状，在患病动物中可能被低估。临床症状包括食欲不振、厌食、

延伸阅读（病例 117）

[1] Watson P. Exocrine pancreatic insufficiency as an end stage of pancreatitis in four dogs. *JSAP*. 2003; 44(7): 306–312.

[2] Watson P, Roulois AJA, Scase T, Johnston PEJ, Thompson H, Herrtage ME. Prevalence and breed distribution of chronic pancreatitis at post–mortem examination in first–opinion dogs. *JSAP*. 2007; 48(11): 609–618. doi：10.1111/j. 1748– 5827. 2007. 00448.x.

[3] Xenoulis PG, Suchodolski JS, Steiner JM. Chronic pancreatitis in dogs and cats. *Compend Contin Educ Vet*. 2008; 30(3): 166–80–quiz 180–1.

吞咽疼痛（下咽时感觉疼痛）和吞咽困难、流涎和反流。在一些病例中，唯一可注意到的症状可能是食欲下降或流涎。

Ⅲ. 多西环素、克林霉素和口服双膦酸类药物都与犬猫食管炎有关或有牵连。多西环素是最常见的因素。此外，任何改变食管下括约肌张力的药物（如阿托品、乙酰丙嗪）都可能因促进胃食管反流而增加食管炎的风险。麻醉相关的胃食管反流和严重食管炎可导致狭窄形成，通常这些患病动物的食管黏膜损伤会比本病例的更严重，且黏膜下层呈环状暴露。

Ⅳ. 该患犬的变化相对温和，可能医疗管理的效果良好。该患犬食管炎最可能的原因是胃食管反流，导致胃酸介导的食管黏膜损伤。医疗管理应围绕减少胃酸产生，使用 H_2– 受体拮抗剂（法莫替丁、雷尼替丁）或质子泵抑制剂（奥美拉唑）。犬猫的最新研究数据表明，H_2– 受体拮抗剂标准剂量的疗效存疑，在许多病例中，为获得足够的抗酸活性，必须每天使用 2 次奥美拉唑。可以考虑的其他干预措施包括使用甲氧氯普胺增强食管下括约肌和低脂饮食（高脂饮食往往会加重胃食管反流）。对于病情较重的患病动物，可能需要放置胃瘘管进行辅助喂养，以实现"食管休息"和黏膜愈合。

病例 119　病例 120

病例 119：问题　诊断慢性胃肠疾病患犬时，FRE 是一个重要排除因素。

Ⅰ. 如何诊断 FRE ？

Ⅱ. 一般来说，哪些患病动物更容易患 FRE ？

Ⅲ. FRE 与食物过敏有何不同？

病例 119：回答　Ⅰ. 顾名思义，饮食对 FRE 患犬至关重要。根据改变饮食后临床症状显著持续性改善而做出诊断。新日粮应是一种新的蛋白质来源、单一碳水化合物来源的膳食，或是一种经改良的抗原、部分水解的膳食。可以使用自制的"排除饮食"法，关键是饮食蛋白质来源要新颖。

临床症状的改善通常很快，在治疗 14 天后应该会很明显。若再次食用旧日粮时复发，可做出明确诊断，但在临床上并不重要。

Ⅱ. 总的来说，年龄较小的大型犬患 FRE 的可能性较高。特发性炎症性肠病更易发生在中老年犬中。特发性炎症性肠病患犬通过排除饮食试验症状可能会有所改善，但通常也需要某种形式的药物干预。

Ⅲ. 食物过敏通常发病迅速（即最初接触过敏原后），伴有更严重的症状，如果患病动物受到刺激，即使长时间避开过敏原，也会迅速复发。FRE 本身不是过敏，一些犬在 12 ～ 16 周的新饮食方式后可恢复到原来的饮食方式，临床症状不会复发。

病例 120：问题　Ⅰ. 胃肠道梗阻引起呕吐的患病动物中，预计会出现什么样的电解质和酸碱变化？

Ⅱ. 这些变化是否有助于区分高位（如胃、幽门）和低位胃肠道梗阻？

病例 120：回答　Ⅰ. 由胃 / 胃肠道梗阻引起的大量呕吐导致钾离子和氢离子、氯离子（作为钾离子和氢离子损失的反阴离子）和总循环液体量的大量丢失，从而损害了患病动物的体液平衡。较长时间（＞24 h）的梗阻还会导致水和钠分泌到胃肠道中，这些水和钠会随着进一步的呕吐而流失。考虑到钾、酸和氯的丢失，大量呕吐的预期结果是低钾、低氯代谢性碱中毒。胃肠梗阻患犬的电解质和酸碱紊乱的回顾性研究中，观察到约 50% 的病例出现低氯血症，45% 的病例出现代谢性碱中毒，25% 的病例出现低钾血症，20% 的病例出现低钠血症。由于高位肠或幽门梗阻被认为与酸和钾的大量丢失有关，因此，有人认为低氯代谢性碱中毒更可能出现在高位梗阻动物中。但这种说法在更大规模的回顾性研究中并不成立。

Ⅱ. 在犬中，没有特定的电解质丢失或酸碱紊乱与高位或低位胃肠道梗阻相关。

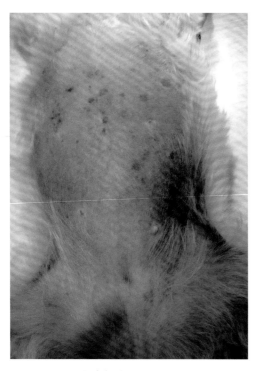

图 121.1 患犬腹部外观

病例 121：问题 一只 7 岁绝育雌性马耳他㹴混种犬 5 天前因首次表现出排尿困难、痛性尿淋漓和血尿就诊，采取了经验性的抗生素治疗。该犬今天再次被带来就诊，主诉其严重嗜睡、食欲不振、腹部突然出现红斑，并且有口臭。

体格检查时，腹部皮肤呈弥漫性黄斑至斑片状红斑和糜烂（图 121.1）。口腔检查显示大面积严重溃疡和黏膜坏死（图 121.2 和图 121.3）。

Ⅰ.你的临床诊断是什么？

Ⅱ.你还会考虑哪些其他的鉴别诊断？

Ⅲ.哪些抗生素药物和其他药物与皮肤 / 黏膜药疹的发生有关？

Ⅳ.你打算如何治疗该病例？

Ⅴ.预后如何？

病例 121：回答 Ⅰ.这是多形性红斑（erytherna multiforme，EM），一种不常见且可能变得严重的药物不良反应。

Ⅱ.这些病变的鉴别诊断包括上皮性 T 细胞淋巴瘤；化学性或热烧伤和其他自身免疫性疾病如寻常型天疱疮、大疱性类天疱

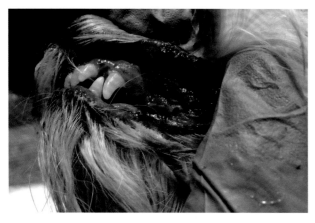

图 121.2 口腔检查显示大面积严重溃疡和黏膜坏死

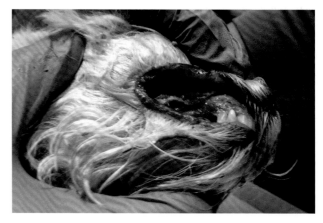

图 121.3 口腔检查

疮、系统性红斑狼疮；系统性血管炎和败血症。另外 2 种不常见的药物不良反应也有类似表现，即史 – 约综合征和中毒性表皮坏死松解症。史 – 约综合征和中毒性表皮坏死松解症的特征都是体表皮肤脱落，史 – 约综合征脱落皮肤只占体表皮肤面积的 10% 或更少，而中毒性表皮坏死松解症通常超过 30%。史 – 约综合征和中毒性表皮坏死松解症通常只影响皮肤，不会有该病例所示的严重的口腔黏膜受累。

Ⅲ.与 EM 的发生相关的抗生素药物包括复方新诺明、其他磺胺类药物、头孢氨苄、氯霉素、庆大霉素和青霉素。除抗生素药物外，EM 还与暴露乙胺嗪、左旋咪唑、L– 甲状腺素和硫代葡萄糖金有关。该患犬正因假定的尿路感染接受复方新诺明治疗。

Ⅳ.对假定的药物不良反应的管理包括立即停止相关药物治疗，然后酌情进行支持性和针对性治疗。虽然尚未完全确定这些药物反应发生的潜在机制，但通常采用抗炎免疫抑制疗法。免疫抑制疗法的实际益处在人类医学和动物医学文献中都存在争议。对于大多数药物不良反应严重程度比该患犬低的动物，可采用抗炎剂量下抗组胺药和（或）糖皮质激素药物的联合用药。

更严重的药物不良反应，如 EM、史－约综合征、中毒性表皮坏死松解症和天疱疮样反应，可能需要使用环孢素、硫唑嘌呤或麦考酚酯等药物进行更积极的免疫抑制治疗。使用这些药物时必须小心，因为许多患病动物由于广泛的皮肤和黏膜损伤，已经处于细菌感染和败血症的高风险中。

支持治疗将取决于临床症状的严重程度。EM、史－约综合征和中毒性表皮坏死松解症患病动物可能有明显的皮肤疼痛，必要时应给予镇痛剂。应小心处理侵蚀和坏死区域，以保持卫生。如果严重的口腔病变妨碍进食，应考虑营养支持，如鼻饲管、食道造口管或 PEG 管等干预措施。

该患犬通过口服环孢素和强的松、处理损伤皮肤和严格的卫生处理，以及定期使用洗必泰冲洗口腔使症状得以成功控制。该犬入院后的前 3 天通过 PEG 管获得营养支持。

Ⅴ. EM 恢复的预后从谨慎到良好不等，这取决于病变的严重程度和范围。病变局限于皮肤和耳廓的患病动物可能预后较好，因为它们更容易处理。

病例 122 病例 123

病例 122：问题　一只 8 岁哈巴犬表现出慢性咳嗽。主诉咳嗽响亮、刺耳，像"鹅叫声"，随着运动加重。图 122.1 为最大吸气时获得的右侧位（A）和背腹位（B）胸片。

Ⅰ. 你会如何判读提供的 X 线片？你的诊断是什么？

Ⅱ. 有没有任何犬种易患这种疾病？

病例 122：回答　Ⅰ. 颈部和胸部的右侧位（图 122.2A）X 线片显示从尾部到喉部再到胸腔入口，气管腔的高度严重降低。颈段气管后方气管腔变窄最严重（图 122.2A 中箭头）。颈段气管后方的背侧隆起最小。注意到的其他变化包括心脏轮廓尾部边缘的轻度伸直和主支气管的轻度张开。胃部有一定程度的胀气。

这些影像学表现与严重的颈段和胸段气管塌陷相符。气管塌陷通常具有动态成分，吸气时颈段气管腔变窄，呼气时胸段气管腔变窄。获取吸气和呼气时气管的 X 线片有助于评估，尤其是当初始 X 线片未显示气管塌陷，但临床怀疑气管塌陷时。胃胀气可能继发于吞气症。

Ⅱ. 气管塌陷是小型犬、中年至老年犬咳嗽的常见原因。塌陷可发生在气管的各个方面，并可影响主支气管和较小的支气管。一般情况下，气管环的背腹侧高度会随着气管韧带向管腔内延伸而降低。炎性呼吸道疾病也可能导致犬气管软骨的弱化。

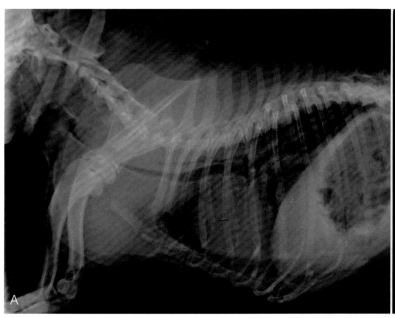
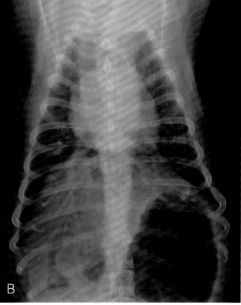

图 122.1　患犬胸部的右侧位（A）和背腹位（B）X 线片

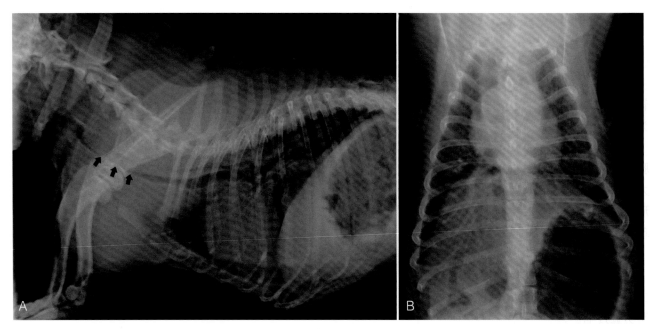

图 122.2　患犬胸部的右侧位（A）和背腹位（B）X 线片，箭头处表示在颈段气管后方气管腔变窄最为严重

病例 123：问题　一只先前被诊断为糖尿病的猫进行例行复查。主诉食欲和活动水平正常，体重稳定。当被保定采血时，猫变得暴躁、挣扎。

取样样本的血清血糖为 16.8 mmol/L（305 mg/dL）[参考范围 3.1 ~ 7.3 mmol/L（56.4 ~ 132.7 mg/dL）]，血清果糖胺浓度为 265 µmol/L（200 ~ 360 µmol/L）。

Ⅰ. 血清果糖胺试验检测的是什么？

Ⅱ. 如何判读这些结果？

Ⅲ. 血清果糖胺可以估计多长时间内的血糖控制？

病例 123：回答　Ⅰ. 果糖胺是循环蛋白质中葡萄糖和氨基酸之间糖基化反应（即糖和氨基酸之间的反应）的结果。虽然在循环中，游离葡萄糖可以和许多蛋白质发生糖基化反应，但果糖胺测定中主要的糖基化蛋白实际上是白蛋白。

Ⅱ. 血清血糖浓度为 16.8 mmol/L 与应激性高血糖相符，这常发生在采集血样时挣扎或因其他原因生病的猫中。血清果糖胺浓度在参考范围内表明，在更长的时间内该猫的血糖控制是足够的，此时没有必要修改猫的管理措施。

Ⅲ. 由于白蛋白是进行糖基化反应的主要蛋白质，并且在果糖胺测定中被测量，因此，白蛋白的循环半衰期是决定果糖胺值所代表的周期的最重要因素。就猫而言，白蛋白的半衰期为 2 ~ 3 周。因此，血清果糖胺浓度可以估计过去 2 ~ 3 周的血糖调节状态。

病例 124　病例 125

病例 124：问题　一只 5 岁的混种犬有 1 周的"反流"和轻度嗜睡病史。体格检查时，犬反流出一种稳定的白色泡沫状物质。获得左侧位胸部 X 线片（图 124.1）。

Ⅰ. 气管条纹征是什么？

Ⅱ. 稳定的白色泡沫和反流有什么临床意义？

Ⅲ. 哪些肿瘤最常见于食管扩张？

病例 124：回答　Ⅰ.气管条纹征是指气管背壁的可见度增加，如本病例所示。扩张食道中的气体使背壁更加明显，这种气体充当阴性造影剂。

Ⅱ.稳定白色泡沫的反流是食管疾病，尤其是食管运动障碍的重要指征。该体征需要胸部 X 线摄影作为下一诊断步骤。

Ⅲ.犬类中最常见的与食管扩张相关的肿瘤疾病是胸腺瘤。大约 45% 胸腺瘤患犬患有类肿瘤性重症肌无力，可能表现为全身无力或影响食道的多为局灶性的形式。骨肉瘤、淋巴肉瘤或胆管癌患病动物中极少出现食管扩张。

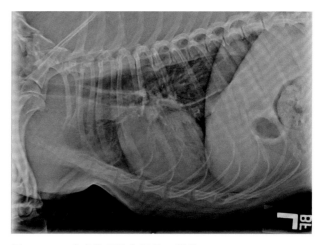
图 124.1　患犬胸部的左侧位 X 线片

病例 125：问题　一只 7 岁绝育雌性德国牧羊犬，主诉其食欲不振、肛门／肛周有恶臭的分泌物，排便明显疼痛。该犬拒绝体格检查，需要镇静以检查肛周区域（图 125.1）。

Ⅰ.你会给出什么临床诊断？
Ⅱ.你计划如何用药物治疗该病例？
Ⅲ.此时是否需要进行手术？

病例 125：回答　Ⅰ.该犬患有肛周瘘或肛门疖病。不同的术语是指在这些病例中观察到的两种不同的潜在解剖异常。肛瘘意味着存在连接肛门和另一个器官（在本病例中为皮肤）的通畅管道（瘘管），而疖是"多头"脓肿，有多个引流管道，但不与肛门直接相通。这些疾病的基础病理学和临床表现相同，临床治疗方法也相同。

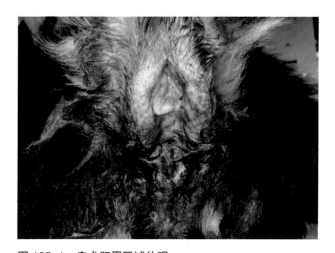
图 125.1　患犬肛周区域外观

Ⅱ.大量证据表明，这是一种免疫介导性疾病，可能与胃肠道慢性炎性疾病有关。德国牧羊犬典型的宽尾基部和低尾骨也被认为是诱发因素。几种方法已被证明有一定的效果，联合治疗值得考虑。

应建立一种新型抗原或低过敏性饮食进行饮食调整。一些犬可仅通过改变饮食加上糖皮质激素逐渐减量治疗进行管理。

高水平免疫调节疗法似乎疗效最好。文献记载中最有效的治疗是使用环孢素进行全身免疫抑制，通常与酮康唑联合使用，以减少剂量并降低环孢素治疗的成本。一些病例外用他克莫司喷雾剂或软膏也有一定效果，通常与口服糖皮质激素、改变饮食和甲硝唑治疗联合使用。

通常需要剃毛、勤于清洁患处，明智地使用甲硝唑等抗生素对病变进行局部处理并与上述任何疗法结合使用。

Ⅲ.该犬在此治疗阶段，不建议进行手术。在许多病例中，药物治疗 10 ～ 12 周后手术切除残留病变是有益的，特别是肛囊感染／脓肿的情况下，手术切除残留的肠道和瘢痕组织。术前医疗管理有助于减少必须切除的组织量，可在术前更准确地评估肛门囊。

病例 126

病例 126：问题　一只 2 岁雄性混种贵宾犬生活在一个小型奶牛场，该奶牛场最近经历了一些牲畜损失。主诉该犬前肢僵硬／跛行。体格检查时，注意到该犬左前肢伸展且无疼痛感（图 126.1）。在颈部左侧，紧靠颈浅淋巴结的前侧位置有一处明显的穿刺伤口（图 126.2）。

　Ⅰ.2 种不同类型的破伤风毒素是什么，它们的作用有何不同？

　Ⅱ.说出犬破伤风的一些其他典型临床症状。

　Ⅲ.你是否建议该犬接种破伤风疫苗？为什么不给犬常规接种预防该疾病的疫苗？

　　病例 126：回答　Ⅰ.破伤风梭菌产生 2 种不同的毒素，即破伤风痉挛毒素和破伤风溶血素。破伤风痉挛毒素负责破伤风感染的神经内分泌作用，而破伤风溶血素诱导局部组织坏死和溶血。破伤风溶血素的具体功能尚不明确，推测可能促进组织中厌氧环境的形成。

　　Ⅱ.犬破伤风的典型临床症状包括痉笑（嘴唇回缩和耳间皮肤起皱引起"痉笑"外观）、牙关紧闭、瞬膜脱垂和对听觉或触觉刺激高敏感性。如图所示，出现单侧肢体僵硬的犬可表现出肌肉僵硬并向全身僵硬发展。

　　Ⅲ.即使在感染破伤风的犬中，通常也不建议接种疫苗，因为进一步发生具有临床意义的感染概率非常低。犬对破伤风痉挛毒素的作用具有高度抵抗力。对于大多数犬，常规接种破伤风疫苗不太可能带来任何客观效益。

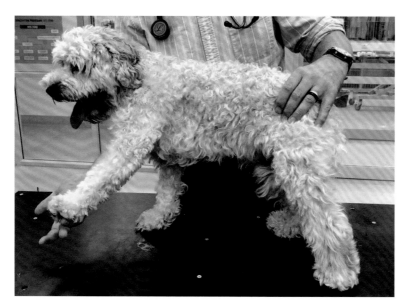

图 126.1　患犬左前肢伸展且无痛感

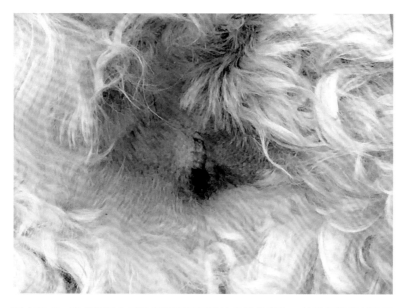

图 126.2　患犬颈部左侧紧靠颈浅淋巴结的头侧位置有一处明显的穿刺伤口

病例 127

病例 127：问题（1） 一只主诉嗜睡、虚弱和无法站立的 12 岁去势雄性德国牧羊犬。你的诊所海拔高度接近海平面。体格检查时，该犬黏膜呈明显的砖红色，毛细血管再充盈时间约 2 s。常规生化和血液学检查的相关结果如表 127.1、表 127.2 所示，假设未列出的结果均正常。

表 127.1 患犬临床生化检查结果

分析物	SI 单位制和参考范围			常规单位制和参考范围		
	结果	最低值	最高值	结果	最低值	最高值
BUN	52 μmol/L	3.6 μmol/L	11.4 μmol/L	145.6 mg/dL	10.1 mg/dL	31.9 mg/dL
肌酐	90 μmol/L	53 μmol/L	123 μmol/L	1 mg/dL	0.6 mg/dL	1.4 mg/dL
葡萄糖	6.3 mmol/L	3.9 mmol/L	6.1 mmol/L	114.5 mg/dL	70.9 mg/dL	110.9 mg/dL
胆固醇	6 mmol/L	3 mmol/L	9 mmol/L	230.8 mg/dL	115.4 mg/dL	346.2 mg/dL
总蛋白	68 g/L	52 g/L	75 g/L	680 g/dL	520 g/dL	7.5 g/dL
白蛋白	27 g/L	23 g/L	41 g/L	270 g/dL	230 g/dL	4.1 g/dL
总胆红素	3 μmol/L	0 μmol/L	6 μmol/L	51.3 mg/dL	0 mg/dL	102.6 mg/dL

表 127.2 患犬血常规检查结果

项目	结果	参考范围
红细胞	$13 \times 10^{12}/L$	$(5.5 \sim 8.5) \times 10^{12}/L$
血红蛋白	255 g/L	120 ~ 180 g/L
Hct	77%	37 ~ 55%
MCV	74 fL	62 ~ 77 fL
MCHC	331 g/L	320 ~ 360 g/L
网织红细胞	$245 \times 10^{9}/L$	$(10 \sim 110) \times 10^{9}/L$

Ⅰ. 你如何判读该临床生化和血常规结果？

Ⅱ. 红细胞增多的一般类别和机制是什么？在该病例中，你怀疑是哪种机制？

Ⅲ. 在该病例中，你建议采取哪些额外的诊断步骤？

病例 127：回答 （1）Ⅰ. BUN/ 尿素显著升高，而肌酐在参考范围内。可能是肾前性或由于胃肠道出血，尿液分析将有助于区分肾脏疾病。总蛋白和白蛋白值在正常范围内，否定存在脱水，这是 BUN/ 尿素升高的原因之一。

血液相显示红细胞明显增多伴 Hct/PCV 升高和网织红细胞增多。红细胞大小正常，血红蛋白浓度正常。

红细胞增多和高 PCV/Hct 解释了红色灌注黏膜。红细胞增多引起的（血液）黏滞性过高可能是 BUN/ 尿素升高的原因。

Ⅱ. 红细胞增多的 3 大类主要是相对性、原发性和继发性。根据临床症状和病史，继发性红细胞增多可细分为生理适应性和生理非适应性。在犬中，相对红细胞增多伴随脱水，或者可能在脾脏收缩后短暂发生。

原发性红细胞增多发生在肿瘤性真性红细胞增多的条件下，其中红系祖细胞的肿瘤性转化导致其他正常红细胞的过度生成。在犬中，这是一种罕见疾病。

继发性生理适应性红细胞增多可发生于生活在高海拔地区的动物和严重肺部疾病的患病动物身上。这是对氧利用率或承载能力降低的适应性反应。

继发性生理非适应性红细胞增多是促红细胞生成素的不适当释放所致，通常是一种类肿瘤效应。

根据目前提供的病史和临床结果，原发性红细胞增多和继发性生理非适应性红细胞增多仍然是可能的诊断。继发性生理适应性红细胞增多的可能性较小，因为该犬不居住在高海拔地区，并且没有任何呼吸道疾病史。

Ⅲ. 尿液分析、液体疗法，以评估肾前性氮质血症和是否存在任何程度的相对红细胞增多。

腹部成像以评估是否存在腹腔内肿瘤性疾病。胸片及动脉血气分析排除继发性生理适应性红细胞增多。

鉴于潜在的诊断和就诊时犬的不良临床状态，该犬在未进行任何进一步检查的情况下被安乐死。大体尸检结果如图 127.1 所示。

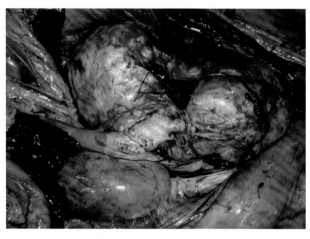

图 127.1　尸检腹部图片

病例 127：问题（2）　Ⅰ. 你的最终诊断是什么？

Ⅱ. 除肾癌外，还有哪些其他肿瘤性疾病与异位促红细胞生成素释放有关？

病例 127：回答（2）　Ⅰ. 尸体的头部朝向图像左侧。左侧（最上方）肾严重增大，并被侵袭左肾静脉和局部腔静脉的肿瘤组织掩盖。组织学诊断为原发性肾癌。

Ⅱ. 虽然不常见，但肾淋巴瘤、鼻癌、肝肿瘤和平滑肌瘤（如子宫平滑肌瘤和胃肠道平滑肌肉瘤）可发生不适当或异位生成促红细胞生成素。

病例 128　病例 129

病例 128：问题　一只 6 岁绝育雌性迷你雪纳瑞犬进行草酸钙尿石症的复查。该犬接受了手术治疗，并已转换为处方饮食以降低复发风险。禁食 12 h 后，采集血样进行常规临床生化检查发现明显的高脂血症。血清甘油三酯浓度为 10.61 mmol/L（938.9 mg/dL），预期值为 0.6 ～ 1.2 mmol/L（53.1 ～ 106.2 mg/dL）。

Ⅰ. 列出引发高甘油三酯血症的一些主要和次要病因。

Ⅱ. 迷你雪纳瑞犬中高甘油三酯血症和胰腺炎有关系吗？

Ⅲ. 除犬品种外，该犬中还存在哪些其他高甘油三酯血症风险因素？

病例 128：回答　Ⅰ. 原发性或特发性高甘油三酯血症是一种常见于迷你雪纳瑞犬和布列塔尼猎犬的特发性疾病。

继发性高甘油三酯血症更常见，可见于甲状腺功能减退、肾上腺皮质功能亢进、糖尿病、胰腺炎、肥胖和高脂肪饮食等。

Ⅱ. 长期以来，人们一直认为高甘油三酯血症是迷你雪纳瑞犬胰腺炎流行的因素之一。在一项迷你雪纳瑞犬的大型现况调查研究中[1]，检测到血清甘油三酯和 Spec-CPL 浓度之间的关系。甘油三酯 > 9.74 mmol/L（862 mg/dL）的犬比其他犬的 Spec-CPL 浓度高 4.5 倍。然而，值得注意的是，本研究未探索这些犬中甘油三酯浓度与临床胰腺疾病之间的关系（如果有的话）。

―――――――――――――――――

[1] Xenoulis PG et al., JAAHA. 2010; 46(4): 229-234. doi: 10.5326/0460229.

Ⅲ. 除品种相关的原发性高甘油三酯血症风险外，该患犬还摄入一种旨在减少尿石症复发的饮食。这些饮食脂肪含量高，该犬的饮食中含有 20.4% 的脂肪。

病例 129：问题　图 129.1 为一只犬的十二指肠内窥镜检查。

Ⅰ. 图像左上象限的结构是什么？

Ⅱ. 哪些导管通过该结构进入十二指肠？

Ⅲ. 由于这些导管阻塞，你预期会有哪些临床表现？

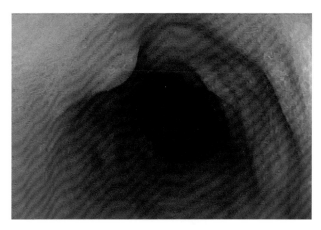

图 129.1　患犬十二指肠内窥镜检查图像

病例 129：回答　Ⅰ. 这是十二指肠大乳头。通常在内窥镜通过幽门后立即可见该结构，是确定内窥镜位于十二指肠上段的有用标志。

Ⅱ. 胆总管和胰管均在此乳头处进入十二指肠。胰管在胆总管进入十二指肠之前与胆总管相连。虽然胰管在该乳头处进入十二指肠，但犬的大多数胰腺分泌物通过较大的副胰管到达十二指肠，副胰管在十二指肠小乳头处进入十二指肠。在该犬中，十二指肠小乳头为管腔右上象限可见小的黏膜突起，恰好在十二指肠管腔转向右侧之前。

Ⅲ. 顾名思义，这些胆管的阻塞会导致肝外胆管梗阻（extrahepatic biliary duct obstruction，EHBDO）。临床生化预期主要发现胆红素浓度升高，以及由胆汁淤积诱导的碱性磷酸酶和 GGT 活性升高。严重梗阻时，可发生肝细胞坏死，导致 ALT 和 AST 活性升高，但在 EHBDO 中，碱性磷酸酶和 GGT 活性升高的程度通常大于 ALT 和 AST 活性升高的程度。

EHBDO 患病动物中最显著的体格检查结果通常是黄疸，梗阻后可迅速（数小时内）发生。

在人类和猫中，EHBDO 通常与胰腺炎的发生相关，因为在这些物种中，基本上所有胰腺分泌物均通过该导管进入十二指肠。主胰引流是通过副胰管，因此，犬不太容易因 EHBDO 而发生胰腺炎。然而，由于肿胀的胰腺和胰周组织压迫导管，犬会发生继发于胰腺炎的 EHBDO。

病例 130

病例 130：问题　一只慢性体重减轻但其他临床症状极轻微患犬的临床生化结果显示，其存在显著的低白蛋白血症［白蛋白为 16 g/L（1.6 g/dL）］。

Ⅰ. 请列出可导致低白蛋白血症的主要机制。

Ⅱ. 请列出这些机制中可能存在的一些疾病。

Ⅲ. 你将如何进一步评估该患病动物以确定低白蛋白血症的病因？

病例 130：回答　Ⅰ. 在最广泛层面上，低白蛋白血症可能是由于合成不足或损失增加。肝合成功能衰竭导致合成不足。蛋白质丢失的主要原因包括蛋白丢失性肾病、蛋白丢失性肠病、第三间隙丢失或隔离，以及严重皮肤损伤或开放体腔造成的丢失。

Ⅱ. 肝合成功能衰竭发生在慢性肝炎合并肝硬化等肝脏疾病的终末期。一般而言，足以引起这种程度的低白蛋白血症的重度肝功能衰竭伴有其他临床症状和临床生化变化（见病例 72）。

蛋白丢失性肾病的病例，如肾小球肾炎和肾淀粉样变性。虽然高血压可导致蛋白尿，但单独高血压引起该犬低白蛋白血症而无其他临床症状是不常见的。

蛋白丢失性肠病，如肠淋巴管扩张、严重炎症性肠病、部分异物梗阻或肠套叠和肠系膜纤维化。这些疾病出现明显的低白蛋白血症通常是预后不良的迹象。

任何原因引起的胸腔积液或腹水均可发生实质性第三间隙蛋白大量丢失。严重的皮肤病和体腔开放也可导致严重的低白蛋白血症。

Ⅲ.该患犬低白蛋白血症最可能的原因是肾脏或胃肠道蛋白丢失。仍应评估肝功能，理想情况下应进行餐前和餐后胆汁酸检测。通过尿液分析和测量尿蛋白/肌酐比值评估肾脏蛋白丢失。假设肝功能正常且无蛋白尿，则通过排除法诊断为胃肠道功能丧失。如果需要，可通过定量 α_1– 蛋白酶抑制剂的粪便损失来确诊蛋白丢失性肠病。

病例 131

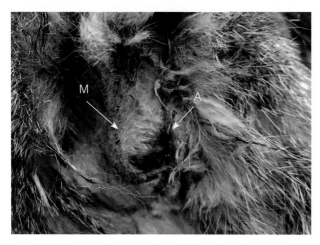

图 131.1　患猫肛门括约肌右侧有一离散的软组织肿物

病例 131：问题　一只 13 岁绝育雌性家养短毛猫出现明显便秘（观察到排便困难）和便血，持续约 1 个月。主诉 2 周前注意到该猫肛周有一个"肿物"，曾用抗生素（阿莫西林 + 克拉维酸）治疗，部分缓解，但还是一直排便费力、便血。

体格检查时，你注意到肛门括约肌右侧有一个离散的软组织肿物（图 131.1）。肿物直径约 2 cm，其上覆盖的腹侧缘皮肤轻度溃疡。

Ⅰ.对于这个肿物，你会考虑哪些鉴别诊断？

Ⅱ.猫肛周肿瘤有多常见？

Ⅲ.你打算如何治疗该病例？

病例 131：回答　Ⅰ.肛周疾病在猫中并不常见。最常见的病变来自肛门囊，在猫中，肛门囊最常见的疾病是嵌塞。嵌塞肛门囊也可能被感染并形成脓肿。该眼观病变也可能是由于肿瘤形成、肛周瘘形成或异物穿透。

Ⅱ.肛周肿瘤在猫中非常罕见。猫没有肛周腺，而肛周腺是犬肛周肿瘤（通常是肛周腺瘤，也称为肝样瘤）最常见的起源组织。猫肛门囊内有分泌性上皮细胞（皮脂腺和顶泌腺），肿瘤性转化可导致肛门囊腺癌。虽然这是猫最常见的肛周肿瘤，但很少报道。动物医学文献中猫肛门囊腺癌的一个实质性病例系列报告了 12 年期间诊断的 64 例病例。在该报告中，肛门囊腺癌占提交至报告实验室的猫皮肤肿瘤的 0.5%。在极少数猫中测量了血清钙，发现其在预期值范围内[1]。理论上可在该区域形成的其他肿瘤类型包括鳞状细胞癌、淋巴肉瘤和起源于肛门括约肌肌肉组织的平滑肌瘤/肌肉瘤。

Ⅲ.需要更彻底的直接检查，包括直肠触诊，以评估与直肠壁或肛门括约肌的联系，并评估盆腔内淋巴结是否明显肿大。需要适当的镇静才能进行完整的直肠检查。诊断成像用于评估局部侵袭和可能的远处转移。虽然已知肛门囊腺癌在犬中具有较高的局部淋巴结转移率，但在猫中基本上无评估该风险的数据。不幸的是，通过猫的平片 X 线摄影和超声检查很难检查盆腔管、腰椎下和腹膜后间隙。理想情况下，应使用 CT 检查，以确定潜在的手术切缘和评估局部转移。肿物的细针抽吸很可能是一种高效操作，并可以提供高可信度的临时诊断。该病例的肿物被抽吸，细胞学诊断为鳞状细胞癌。据作者所知，以前从未有过猫这个部位的鳞状细胞癌的报道。

病例 132　病例 133

病例 132：问题　一只 2 岁雄性暹罗猫因表现为急性严重精神萎靡就诊。体格检查时，注意到该猫心动过速

[1] Shoieb, A M and Hanshaw, D M. Anal Sac Gland Carcinoma in 64 Cats in the United Kingdom (1995–2007). *Veterinary Pathology* 46(4): 677–683, 2009.

（200 bpm）和呼吸急促（＞80次/分）。猫的口腔黏膜呈浅灰色/蓝色，毛细血管再充盈时间正常。采集用于初步诊断的血液为褐色。主诉该猫在2天前接受了蠕虫治疗。在猫的食物碗附近发现一粒药片，它们认为这只猫吐出了药片，便将该药片给猫服用。

　　Ⅰ.诊断结果是什么？

　　Ⅱ.为什么黏膜呈浅灰色/蓝色？

　　Ⅲ.为什么猫特别容易发生这种中毒？

　　Ⅳ.是否还有其他药物可以在猫中起相同的作用？

　　Ⅴ.如何治疗该猫？

病例 132：回答　　Ⅰ.这些临床症状和体格检查结果强烈提示猫对乙酰氨基酚/扑热息痛中毒。

　　Ⅱ.对乙酰氨基酚/扑热息痛中毒导致血红蛋白氧化为不与氧结合的高铁血红蛋白。由于缺乏与中心铁分子结合的氧，高铁血红蛋白呈灰色/蓝色。一旦约30%的循环血红蛋白转化为高铁血红蛋白，黏膜和循环血液颜色就会发生变化。循环中携氧能力的快速丧失导致呼吸急促、心动过速和无力/嗜睡急性发作。

　　Ⅲ.猫科代谢生化的几个方面增加了对乙酰氨基酚/扑热息痛的毒性。猫相对缺乏葡萄糖醛酸化途径酶。在该毒性背景下，最重要的影响是对乙酰氨基酚/扑热息痛通过细胞色素 P450 系统向肝毒性代谢物 NAPQI 的代谢增加。

　　NAPQI 与高铁血红蛋白血症的发生无关。猫（和犬）也相对缺乏另一种解毒酶，即芳基胺 N- 乙酰转移酶，该酶负责对对乙酰氨基酚/扑热息痛的其他代谢物对氨基苯酚（para-aminophenol，pAP）进行解毒。pAP 负责形成高铁血红蛋白。pAP 的解毒依赖于与谷胱甘肽和 N- 乙酰基的结合。随着对乙酰氨基酚/扑热息痛中毒，形成活性自由基（如 NAPQI），谷胱甘肽迅速耗尽，同时猫体内 N- 乙酰转移酶活性的相对缺乏限制了从循环中清除 pAP 的能力。

　　Ⅳ.在接触苯佐卡因的猫中偶尔报告高铁血红蛋白血症，特别是插管前应用于喉部的局部喷雾制剂。

　　Ⅴ.不仅是支持性治疗（氧疗、液体疗法），也是针对清除循环中的毒性代谢物。有效清除毒性自由基，恢复谷胱甘肽储备，这可以通过胃肠外给予 N- 乙酰半胱氨酸（最初 140 mg/kg，PO 或 IV，随后 70 mg/kg，q4 h，至少额外给药 4 次）实现。

　　使用西咪替丁（5 mg/kg，PO，TID），抑制细胞色素 P450 系统可减缓母体化合物代谢为毒性中间体。

　　已有报道使用 s- 腺苷甲硫氨酸可保护肝脏免受 NAPQI 的影响。

　　高铁血红蛋白血症的传统治疗方法（尤其是在反刍动物中）为静脉注射亚甲蓝。虽然这在猫中可能有效，但亚甲蓝可诱导猫 Heinz 小体性贫血，因此，如果有其他选择，不推荐使用该治疗方法。

病例 133：问题　　你在一只进行年度疫苗接种 8 岁健康猫的中腹部触诊到一个肿物。该猫血常规无异常（图 133.1）。

　　Ⅰ.你的超声诊断是什么？

　　Ⅱ.哪些品种的猫易患这种疾病？

　　Ⅲ.哪些其他器官会受到影响？

　　Ⅳ.这一发现对猫的健康是否重要？

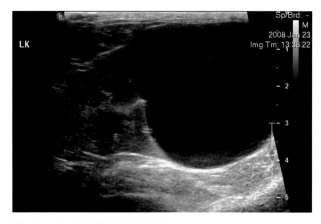

图 133.1　患猫腹部超声成像

病例 133：回答　　Ⅰ.猫多囊肾病（polycystic kidney disease，PKD）。

　　Ⅱ.PKD 患病率最高的是波斯猫（在一些研究中高达 50%）、混种波斯猫和家养长毛猫。其他易感品种包括喜马拉雅猫、伯曼猫、英国短毛猫和各种外来品种。

　　Ⅲ.虽然与囊性肾相比不太常见，但在受累猫中偶尔观察到肝和胰腺囊肿。

Ⅳ. 许多猫长期无症状。然而，PKD通常导致受累猫的慢性肾功能不全，因为囊性结构取代了肾实质。建议连续监测肾脏参数并对慢性肾功能不全进行早期干预治疗。

病例 134

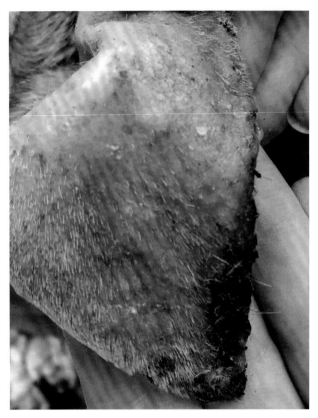

图 134.1　患犬耳廓皮肤病变

病例 134：问题　一只7岁绝育雌性拳师犬，主诉其精神萎靡和跛行并影响多个肢体。体格检查时，注意到多个关节肿胀。犬的双侧耳廓也出现皮肤病变，主人将其归因于"苍蝇叮咬"（图 134.1）。该犬曾经使用强的松龙治疗跛行，并出现部分缓解。随后的诊断试验表明该犬患有系统性红斑狼疮。

Ⅰ. 有哪些诊断试验和（或）诊断标准可用于支持该患犬的系统性红斑狼疮诊断？

Ⅱ. 系统性红斑狼疮患犬最常见的临床表现是什么？

Ⅲ. 该犬受累关节的液体细胞学检查显示中性粒细胞增多。许多中性粒细胞含有紫色的胞浆包涵体，这些细胞被称为类风湿细胞。是什么组成了这些细胞中的紫色的胞浆包涵体？这一发现在该病例中有什么意义？

病例 134：回答　Ⅰ. 系统性红斑狼疮是一种累及多器官系统的自身免疫性疾病。系统性红斑狼疮的诊断依赖于对影响多个器官的免疫介导性疾病证据的记录。针对检测自身抗体的更专业测试提供了额外的证据，尤其是抗核抗体（ANA滴度）。大多数临床医生认为存在2种不同的自身免疫性疾病，结合ANA滴度阳性足以诊断系统性红斑狼疮。在ANA滴度阴性的患病动物中，若存在至少3种不同的自身免疫性疾病（即使在不同时间）也被认为是可接受的证据。

需要进行前哨生化评估患犬的总体健康状况。CBC对于总体健康评估和提供免疫介导性贫血或血小板减少症的证据都很重要。如果存在明显的免疫介导性贫血或血小板减少症，进一步检测应包括红细胞自身抗体或抗血小板抗体的库姆斯试验（视情况而定）。在关节受累的患犬中（如图所示），应进行关节穿刺和滑液细胞学评估。

系统性红斑狼疮的皮肤病变最常见于毛发覆盖相对较薄和暴露于阳光的区域。皮肤病变开始时表现为脱发、红斑和鳞屑，发展为结痂和溃疡。通常，病变位于有大量小血管的区域，如耳廓尖端、尾尖和骨突起上方。皮肤活检是必要的，以提供免疫介导病因学证据。组织学通常显示淋巴组织细胞界面性皮炎。

一些犬由于抗原-抗体复合物在肾小球基底膜沉积而累及肾脏。建议测定尿蛋白/肌酐比值。肾脏组织学可以明确诊断肾小球肾炎，但考虑到检测的侵入性，可能无法提供太多的临床价值。

由于所有自身免疫性疾病均为排除性诊断，因此，进行全面检测以排除其他潜在原因至关重要。应进行区域性疾病的血清学检查，尤其是蜱传播疾病、心丝虫和利什曼原虫，因为这些疾病也可能与犬中ANA滴度阳性结果相关。

可能存在但不太常见或非特异性的其他临床表现包括发热、口腔黏膜溃疡、皮肤黏膜交界处溃疡、淋巴结病，以及罕见的中枢神经系统疾病。

Ⅱ. 发热是最常见的临床表现，但可能是可变的，虽然大多数患病动物在某个时间点会表现出发热，但不一定持续存在。发热后，最常见的持续性临床表现（在一些系列病例中高达75%）是免疫介导的非侵蚀性多关节病，表现为移行性腿部跛行。贫血、血小板减少和典型皮肤病变也很常见，但这些仅在约50%的报告病例中出现。

其他表现，如口腔或皮肤黏膜溃疡、淋巴结肿大和中枢神经系统症状，见于 1/3 或更少的病例。

Ⅲ. 类风湿细胞中的紫色颗粒被认为是由中性粒细胞吞噬的抗原 – 抗体复合物形成的。这些细胞常见于炎性关节病。它们不是自身免疫性疾病的特异性标志物（在化脓性关节炎中也很常见）。类风湿细胞的名称来源于它们在人类类风湿性关节炎病例中的首次识别，可能代表滑液中有核细胞 >75%。在该病例中，它们强烈支持炎性关节病的诊断，但不能确诊系统性红斑狼疮。

病例 135

病例 135：问题　4 年前，一只 20 岁绝育母猫接触三聚氰胺污染的猫粮后被诊断为氮质血症和慢性肾功能不全。主诉该猫在过去 24 h 内食欲减退和嗜睡，也呕吐过 1 次。腹部超声检查显示双肾皮髓质明显缺失，肾盂扩张（图135.1）。临床生化（表 135.1）、尿液分析和血压测量的相关结果如下：

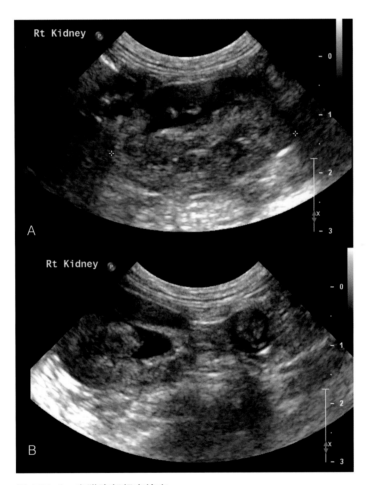

图 135.1　患猫腹部超声检查

表 135.1　患猫临床生化检查结果

分析物	SI 单位制		常规单位制	
	结果	参考范围	结果	参考范围
BUN	62 mg/dL	10 ~ 35 mg/dL	22.1 mmol/L*	3.63 ~ 12.5 mmol/L
肌酐	3.3 mg/dL	1 ~ 2 mg/dL	291.7 μmol/L	88.4 ~ 176.8 μmol/L

*结果表示为总尿素。

尿液分析

尿比重：1.014；尿蛋白/肌酐比值：0.2。

血压

平均动脉压：155 mmHg（示波法）。

Ⅰ. 使用 IRIS 指南对慢性肾功能不全进行分期的主要参数是什么？

Ⅱ. 根据这些指南，使用哪些其他参数对慢性肾功能不全进行亚分期？

Ⅲ. 你会将该患病动物纳入哪个 IRIS 分期和亚分期？

Ⅳ. 根据你的 IRIS 分期，你将对管理该患病动物的慢性肾功能不全提出哪些建议？

病例 135：回答　Ⅰ.IRIS 指南用于分期的主要参数是血肌酐浓度。理想情况下，在其他情况稳定的患病动物中应测量 2 次血肌酐浓度。

Ⅱ. 根据血肌酐浓度分期后，可根据是否存在蛋白尿和收缩压进行亚分期。同样，理想情况下，亚阶段是根据其他情况稳定的患病动物在不同日期进行的多次测量结果确定的。

Ⅲ. 血肌酐浓度为 291.7 μmol/L，该猫处于 IRIS 第 3 阶段。尿蛋白/肌酐比值为 0.2，表示临界蛋白尿，而收缩压为 155 mmHg 为临界高血压。

IRIS 分期算法可在 http：//www.iris-kidney.com/guidelines/staging.html 获得。

Ⅳ. 通过尿液培养筛查肾盂肾炎，必要时在药敏筛查的指导下给予适当的抗生素。在此阶段，建议使用临床肾病处方粮。此外，如果猫患有高磷血症或低钾血症，可能需要限制饮食磷酸盐、使用磷酸盐结合剂药物和补钾。在 IRIS 3 期猫中，目的是将血浆磷酸盐维持在 < 1.6 mmol/L（5.0 mg/dL）。

对于临界蛋白尿和临界高血压，没有证据表明抗蛋白尿（即血管紧张素转换酶抑制剂、血管紧张素受体拮抗剂）或抗高血压（钙离子通道阻滞剂）治疗有益，但应密切监测这些参数（理想情况下最长间隔 2 个月）。

基于 IRIS 分期的治疗建议见 http://www.iris-kidney.com/guidelines/recommendations.html.

病例 136　病例 137

病例 136：问题　一只 7 月龄的雄性小型贵宾犬有进行性嗜睡和精神迟钝的病史（图 136.1）。该犬及时接种了所有适当的疫苗，并且直至最近 4 天的食欲一直保持良好。该犬与另外 3 只犬一起在室内外生活，它们都很健康。该犬 5 天前开始咳嗽和"摇晃"。体格检查时，注意到该犬明显失明，无威胁反射，但存在眼睑反射。它的咽反射减弱。犬四肢轻度共济失调，但本体感觉正常。头部向右倾斜，如果允许行走，犬会向右旋转。该犬在休息时呼吸急促，听诊有刺耳的湿啰音，特别是颅腹侧胸廓，心音和外周脉搏正常。体温和脉搏在正常范围内。

Ⅰ. 从病史和体格检查结果中你能发现哪些问题？

Ⅱ. 针对你选择的 2 个主要问题生成鉴别诊断列表。

Ⅲ. 根据你的鉴别诊断列表，你会推荐哪些诊断步骤或检查？

Ⅳ. 你是否可以用单一诊断或疾病来解释你的两个主要问题？

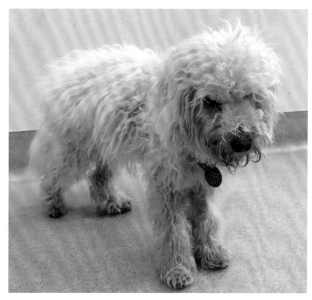

图 136.1　患犬外观

病例 136：回答　Ⅰ. 从高层角度来看，该犬的病史和临床发现揭示了 2 个明显不同的问题。这些疾病可以概括为"呼吸道疾病"（咳嗽、听诊时湿罗音、静息时呼吸急促）和"多灶性神经系统疾病"（迟钝、共济失调、无威胁反射、头部倾斜和转圈）。

Ⅱ."呼吸道疾病"和"多灶性神经系统疾病"的潜在鉴别诊断列表如表 136.1 所示。这个列表并不详尽，还应包括与读者相关的区域性重要疾病。

表 136.1　"呼吸道疾病"和"多灶性神经系统疾病"的潜在鉴别诊断

呼吸道疾病	多灶性神经系统疾病
支气管肺炎	病毒性疾病
● 吸入性	● 犬瘟热
原发性细菌性肺炎	● 狂犬病
● 波氏杆菌	系统性真菌病
● 链球菌，马兽疫链球菌	● 曲霉菌属
● 支原体属	● 隐球菌
● 条件致病菌	● 芽生菌
继发性细菌性肺炎	● 球孢子菌属
● 继发于病毒感染	● 条件致病菌
● 犬副流感	原虫疾病
● 犬瘟热	● 刚地弓形虫
● 犬流感	● 犬新孢子虫
继发于原发性细菌感染（波氏杆菌病并发症）	● 条件致病菌
真菌性肺炎 / 肺炎（视区域情况而定，或条件致病菌）	先天性疾病
● 芽生菌	● 沉积病
● 球孢子菌属	● 脑积水
● 曲霉菌属	毒素暴露
● 隐球菌	● 铅
● 组织胞浆菌	● 大麻素
● 肺囊虫属	● 一氧化碳
原虫性肺炎 / 肺炎	● 抗凝血灭鼠剂
● 刚地弓形虫	● 伊维菌素
● 犬新孢子虫	肿瘤疾病（以该犬的年龄不太可能）
肺水肿	● 中枢神经系统淋巴瘤
● 心源性（考虑到正常心音，可能性不大）	● 1° 中枢神经系统肿瘤
● 神经源性	不明原因脑膜脑炎（meningoencephalitis of unknown origin，MUO）*
● 电损伤	肉芽肿性脑膜脑炎（granulomatous meningoencephalitis，GME）*
● 容量过载	"白犬震颤"综合征 *
● 败血症引起的内皮功能障碍	
毒素暴露	
● 百草枯中毒	
● 抗凝血灭鼠剂	
● 乙二醇	
纤毛运动障碍（见病例 59）	
吸入性损伤（烟雾）	

* 这些都是排除性疾病，在做出这些诊断之前，应尽可能排除其他潜在病因。

Ⅲ.无论是否存在重大问题，常规临床生化、CBC 和尿液分析均适用于评估整体代谢健康状况。对于咳嗽和其他呼吸道症状，需要进行胸部 X 线检查或 CT 检查（如果有的话），然后采集用于细胞学和培养的样本（经口冲洗、支气管肺泡灌洗和肺细针抽吸均为可能的采样方法）。为了进一步评估神经系统症状，需要进行高级中枢神经系统成像（如果可用，最好是 MRI）和脑脊液分析（包括细胞学和相关血清学检测）。在该病例中，动物主人资金有限，唯一允许的额外检测是脑脊液采集和分析。

脑脊液分析显示有的细胞明显增多（有核细胞 $433 \times 10^6/L$），主要是单核细胞（78% 单核细胞）。这与 MUO、GME 和"白犬震颤"综合征基本相符。这些是排除性诊断，排除中枢神经系统传染病（尤其是原虫疾病弓形虫病和新孢子虫病）极为重要。

Ⅳ.值得注意的是，系统性真菌病和原虫疾病都在这 2 个首要问题的鉴别列表中。虽然不常见，但在犬中报告了原虫性肺炎（由弓形虫和新孢子虫感染引起）。此外，呼吸道疾病也可能是神经系统疾病的并发症。犬咽反射减弱，增加了吸入性肺炎的风险。

弥散性感染病或炎性疾病（如系统性真菌病、犬瘟热、弓形虫病、新孢子虫病）和免疫介导性疾病（如GME）均能够产生非常广泛的临床症状，应考虑对该患犬进行高概率疾病鉴别诊断。狂犬病是流行区的重要鉴别诊断，在其他原因不明的急性弥漫性中枢神经系统疾病中应予以考虑，本病在该病例的国家并不存在。

病例 137：问题　对一只慢性体重减轻和食欲减退患犬的十二指肠进行内窥镜检查，获得图 137.1。

Ⅰ.你将如何描述内窥镜下十二指肠黏膜的外观？

Ⅱ.什么疾病过程会导致这种内窥镜检查外观？

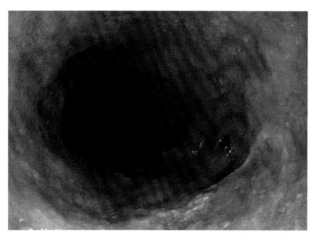

图 137.1　患犬十二指肠内窥镜检查图像

病例 137：回答　Ⅰ.该十二指肠黏膜颗粒增加。注意黏膜似"累积"起来，而不是正常十二指肠的光滑连续的表面。淋巴管轻度扩张也可见黏膜内的一组白色斑点，尤其是在该图的右侧。

Ⅱ.黏膜颗粒增加通常见于十二指肠黏膜的浸润性疾病。这是一个非特异性表现，黏膜炎症或肿瘤浸润（尤其是上皮样淋巴瘤）可导致这种表现。如果存在黏膜炎症，可能是 FRE、抗生素敏感性肠病或特发性炎症性肠病。有必要对十二指肠黏膜进行活检，以记录浸润性变化，最终诊断取决于治疗效果（即饮食排除试验、抗生素试验、抗炎药物）。

病例 138　病例 139　病例 140

病例 138：问题　一只 5 岁已绝育的母犬反复出现尿路感染症状，犬主诉其外阴附近一直有红色肉样肿物（图 138.1），为该犬剃毛，并准备进行膀胱切开术，以清除检查期间发现的膀胱结石。

Ⅰ.你的诊断结果是什么？

Ⅱ.犬的雌雄间性异常有哪些不同形式？

Ⅲ.你认为该犬在绝育手术时卵巢正常吗？

病例 138：回答　Ⅰ.该犬是雌雄间性。突出的软组织肿物是增大的阴蒂，在近 90% 的雌雄间性犬中可观察到。

Ⅱ.雌雄间性 / 两性畸形发生在一系列异常中，范围从 XX（外生殖器明显正常的公犬）至 XX（有雄性和雌性外生殖器证据的真正的躯体两性畸形）。该犬位于疾病谱的中间，具有不明确的、主要是雌性的外生殖器，并且具有明显正常雌性生殖道的病史。

Ⅲ.在许多生殖器模棱两可的雌雄间性犬中，卵巢结构同时具有卵巢和睾丸特征，被称为卵睾。这在手术中可能非常明显，也可能需要组织病理学检查检测睾丸和卵巢组织的混合情况。

病例 139：问题　肝脏特异性酶活性不是功能性肝脏质量的准确指标，受肝功能影响的常规生化参数（即葡萄糖、白蛋白、BUN/尿素、胆固醇）不具有肝脏特异性，因为它们可能因其他医学问题而改变。

　　Ⅰ.列出临床实践中可用的 2 种特定肝功能检查。

　　Ⅱ.哪些（如有）肝外疾病会影响这些检查？这些检测是否必须考虑其他处理或患病动物因素？

病例 139：回答　Ⅰ.在伴侣动物实践中使用的 2 种相对特异性肝功能检查是血清胆汁酸测定（静息或餐前和餐后）和静脉氨浓度（静息或餐前和餐后）。也可进行氨耐受检测。

　　Ⅱ.静脉氨浓度不受其他非肝脏疾病的影响，但静脉血样中的氨浓度非常不稳定，必须在采集后立即测量。血清胆汁酸浓度会受胃肠道细菌代谢（特别是解离）和小肠黏膜疾病的影响，这是因为依赖于小肠黏膜受体摄取到门静脉循环。餐前和餐后胆汁酸结果有时明显不一致（餐前高于餐后），可能是由于随机的迁移运动复合体导致胆囊部分排空。

病例 140：问题　一只 5 岁绝育雌性魏玛猎犬由于主诉第三眼睑上抬而就诊（图 140.1）。主诉其眼睑上抬至少 5 天。无外伤史。

　　Ⅰ.在该图中可见哪些其他临床症状？

　　Ⅱ.你的临床诊断结果是什么？

　　Ⅲ.这种疾病有 3 种形式，影响中枢神经系统、节前或节后神经元。如何区分节前型和节后型？

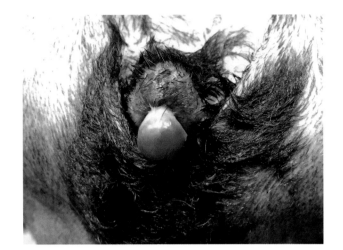

图 138.1　患犬外阴部外观

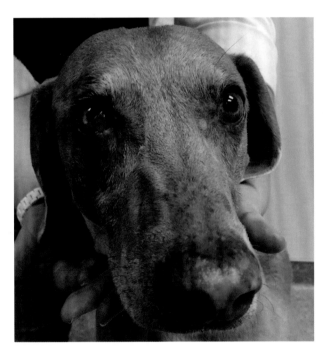

图 140.1　患犬第三眼睑上抬

病例 140：回答　Ⅰ.该犬第三眼睑脱垂是由于眼球内陷；与左侧相比，右眼明显凹陷。右眼也有上睑下垂（上眼睑下垂），右瞳孔缩小（由于虹膜色素沉着，在该图像中难以鉴别）。

　　Ⅱ.有眼球内陷、上睑下垂和瞳孔缩小三联征，诊断为霍纳氏综合征。该综合征是由于患眼的交感神经支配受到干扰。

　　Ⅲ.节后霍纳氏综合征患病动物的虹膜对 α-肾上腺素能激动剂的作用产生去神经敏感性。局部应用苯肾上腺素滴眼液可用于检测该作用。如病变为节后，则在应用 2.5% 苯肾上腺素滴眼液后，瞳孔扩大。定位病变是节前还是节后对预后有重要意义，大多数节后病变为特发性，可自行消退。

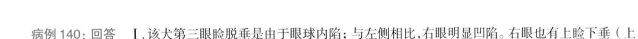

病例 141

病例 141：问题　一只 13 岁雄性约克夏㹴犬出现呼吸困难。主诉该犬的呼吸症状在夜间、运动、兴奋和温暖的天气时更严重，有几天还表现出剧烈的干咳。该犬幼时患过肺炎，主诉该犬从那时起一直有咳嗽。

胸部侧位（左、右侧位）和背腹位 X 线片如图 141.1 所示。

Ⅰ. 你如何判读提供的 X 线片？你暂时的诊断结果是什么？

Ⅱ. 接下来将采取哪些诊断措施？

Ⅲ. 如何判读额外检测的结果？

Ⅳ. 现在你怀疑该患犬肺纤维化，能确诊吗？

Ⅴ. 如何治疗该犬？

病例 141：回答　Ⅰ. 右侧（图 141.2A）、左侧（图 141.2B）和背腹位（图 141.2 C）胸部 X 线片显示左右颅侧肺叶呈肺泡型。肺叶体积缩小（注意腹侧扇形边缘）。弥散性分布于所有肺叶，表现为轻度弥散性非结构化间质型。在背腹位 X 线片上观察到颅纵隔增宽。由于与颅纵隔形成阴影，评估心脏的颅侧轮廓有些困难。观察到主支气管中度张开，心脏轮廓在背腹投影处增加。怀疑主肺动脉轻度扩张（用 * 标记）。气管分叉处抬高。除左心房区域的隆起外，还存在心脏轮廓尾侧矫直。尾侧肺血管的直径在正常范围内。气管边界呈波状起伏，气管腔宽度不一。

注意到的其他发现包括变形性颈椎病和肝肿大。

弥漫性支气管间质型可能继发于肺不张，颅侧肺叶的肺泡型也可能继发于肺不张导致的肺塌陷。无论如何不能排除肺炎或肺纤维化，尤其是考虑到该患犬的长期病史和主肺动脉扩张。

气管宽度的变化与气管塌陷有关，并且可能与犬的一些临床症状有关。

心脏检查结果最令人担忧的是左右两侧心脏肥大。主肺动脉轻度扩张与继发于实质性肺病（如肺纤维化）的

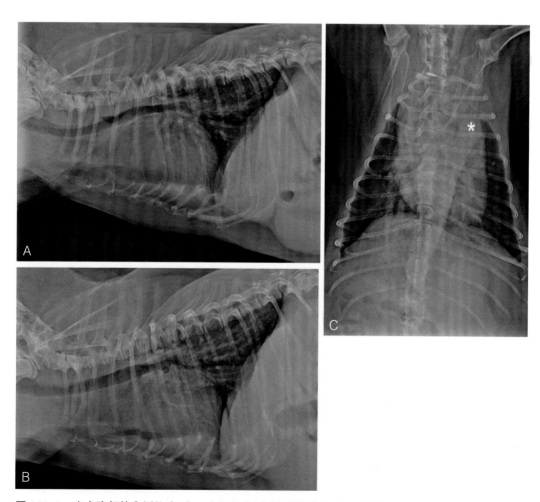

图 141.1　患犬胸部的右侧位（A）、左侧位（B）和背腹位（C）X 线片

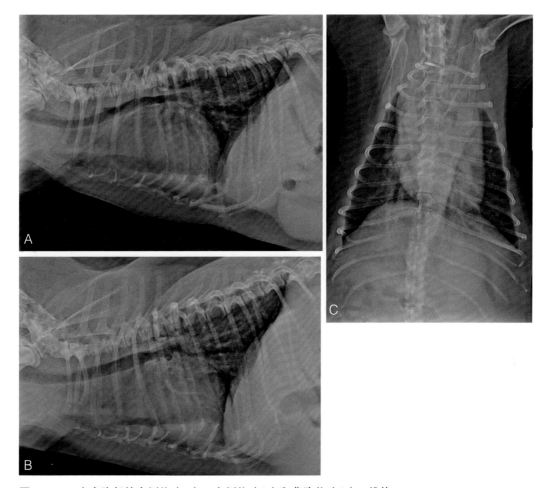

图 141.2　患犬胸部的右侧位（A）、左侧位（B）和背腹位（C）X 线片

高血压有关。未观察到左侧心力衰竭的迹象。肝肿大是一种非特异性表现，在该病例中怀疑继发于静脉充血。

Ⅱ.超声心动图进一步评估心脏疾病。该检查显示中度二尖瓣心内膜炎和中度二尖瓣反流。右心室壁厚度增加。观察到非常轻微的三尖瓣反流，并存在轻度肺动脉高压（肺动脉舒张压 55 mmHg）。

进一步评估动脉血气取样，动脉血气结果（室内空气，海平面）为：pH 值 7.41，PaO_2 64.3 mmHg，动脉血二氧化碳分压（arterial partial pressure of carbon dioxide，$PaCO_2$）36.0 mmHg（正常范围：20 ~ 32 mmHg），HCO_3 22.4 mMol/L（正常范围：19 ~ 30 mMol/L）。电解质在正常范围内。

Ⅲ.简单地说，预期 PaO_2 约为 FIO_2 的 5 倍。该犬呼吸室内空气（即 FIO_2 约为 21%），因此，PaO_2 应约为 100 mmHg。该犬出现低氧血症。$PaCO_2$ 的轻度增加表明犬通气不足，但这不足以解释低氧血症。通过计算肺泡 – 动脉（A–a）氧气梯度可更好地评估犬的氧合能力。在海平面和呼吸室内空气时，计算方式如下：

$$\left[150 - \left(PaCO_2 / 0.8 \right) \right] PaO_2$$

该犬的 A–a 氧气梯度为 40.7。正常犬的 A–a 氧气梯度为 15 或更低。这一结果表明该犬有严重的弥散障碍，符合严重的肺实质疾病（或肺水肿，但 X 线片并不支持该诊断）。

Ⅳ.肺纤维化的确诊需要肺活检，然而，活检可能对呼吸窘迫患病动物风险较高。可进行胸部 CT 检查评估肺实质。与肺纤维化一致的变化包括弥漫性非结构化间质型、肺软组织带、牵拉性支气管扩张和充气减少。注意：类似肺纤维化的 CT 结果也可见于继发于吸气不全和肺不张。

Ⅴ.遗憾的是，对肺纤维化的治疗往往没有效果，目前尚无可靠的改善肺功能或阻止纤维化进展的治疗方法。治疗是支持性的，通常包括必要时的氧疗、镇咳药和抗炎类固醇治疗以减少咳嗽（可能加重纤维化）。根据潜在纤维化的严重程度，支气管扩张剂可能对某些犬的症状有效。

病例 142：问题 　图 142.1 为一只老年去势雄性拉布拉多寻回猎犬中腹部的横断面 CT 扫描后对比增强的软组织窗，主诉为散发性、阵发性腹泻和呕吐、多饮 / 多尿、虚弱、偶尔虚脱和伴呼吸急促的焦虑行为。星号和箭头处所示结构的最长尺寸约为 1.5 cm。体格检查时，该犬很虚弱，不愿起立，持续性呼吸急促。除总钙浓度和离子钙浓度升高外，常规临床生化检查无其他显著异常。

　　Ⅰ. 突出显示的结构是什么？

　　Ⅱ. 该器官常见肿瘤在临床和生化中的变化有哪些？你能用这个影像学结果解释该犬的所有病史和临床表现吗？

　　Ⅲ. ACTH 刺激试验和小剂量地塞米松抑制试验的结果均在正常范围内，因此，肾上腺依赖性肾上腺皮质功能亢进的可能性很小。你怀疑该犬患有嗜铬细胞瘤，如何获得证据来支持或排除这种怀疑？

　　Ⅳ. 嗜铬细胞瘤的起源组织是什么？

　　Ⅴ. 连续测定该患犬的收缩压，发现其有持续性高血压，并伴有阵发性心动过速。你打算如何治疗该患犬？

　　Ⅵ. 即使假设诊断为嗜铬细胞瘤，你能解释该犬的所有病史和临床表现吗？

病例 142：回答 　Ⅰ. 标记的结构是该犬的右肾上腺，可见右肾内侧（较大的相邻结构显示皮质和血管的对比增强）。肾上腺明显增大，最大直径为 1.5 cm，并呈不规则对比增强。

　　Ⅱ. 犬最常见的原发性肾上腺肿瘤来源于肾上腺皮质。绝大多数原发性肾上腺皮质肿瘤是功能性的，大多数会产生皮质醇和一系列性激素。预期的临床和生化结果是肾上腺皮质功能亢进，即多饮 / 多尿、贪食症、呼吸急促、焦虑行为特征、碱性磷酸酶活性升高、存在应激性白细胞像和肝肿大腹部肌肉质量损失，导致腹部下垂。该犬的一些临床问题可解释为存在肾上腺皮质功能亢进，尤其是多饮 / 多尿、呼吸急促和焦虑行为，但预期中肾上腺皮质功能亢进不会引起其他问题，如阵发性呕吐 / 腹泻、虚脱和高钙血症。

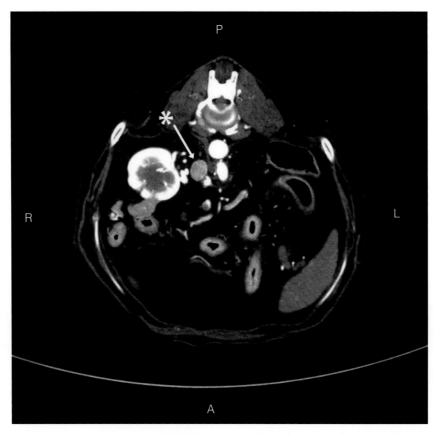

图 142.1　患犬 CT 扫描中腹部横断面

Ⅲ. 嗜铬细胞瘤的临床诊断可能具有难度，因为许多临床症状是散发性、非特异性的，且与其他肾上腺疾病的症状有大量重叠。

嗜铬细胞瘤患病动物的临床症状是儿茶酚胺的释放导致的。儿茶酚胺和儿茶酚胺代谢物（尤其是去甲肾上腺素）的测量可支持临床诊断，但动物医学文献中报告的已测量儿茶酚胺代谢物的病例总数仍然很少。一组患病犬（组内有 7 只犬），与 10 只患有肾上腺皮质功能亢进的犬相比，去甲肾上腺素∶肌酐在组间无重叠。这是一种专门的诊断检测，由数量相对较少的兽医实验室提供。

测量犬的血压时，高血压的存在将提供额外的间接证据支持嗜铬细胞瘤的诊断。由于嗜铬细胞瘤释放儿茶酚胺是零星的，可能需要在白天多次重复测量血压。

切除的肾上腺组织中神经内分泌肿瘤的组织病理学记录，结合嗜铬粒蛋白 -A 或突触素的免疫组织化学染色，强烈支持嗜铬细胞瘤的诊断，但这需要成功切除肾上腺。

Ⅳ. 嗜铬细胞瘤是一种起源于肾上腺髓质的神经内分泌肿瘤。对它们的诊断相对较少，但对尸检时在犬中发现的肾上腺肿物进行的回顾性研究发现，约 1/3 的肿物为嗜铬细胞瘤。

Ⅴ. 高血压主要是 α– 肾上腺素能受体激活的结果，而心动过速是因 β– 肾上腺素能受体激活。鉴于持续性高血压仅伴有阵发性心动过速。第一步是使用苯氧苄胺或哌唑嗪进行 α– 肾上腺素能阻滞。α– 受体阻滞剂可导致血管舒张和血管内容量正常化。如果阵发性心动过速持续存在，则适用 β– 受体阻滞剂（即丙醇、阿替洛尔）。疑似嗜铬细胞瘤病例在开始 α– 受体阻滞剂治疗前不应给予 β– 受体阻滞剂。β$_2$– 受体诱导血管舒张，这是对抗 α–肾上腺素受体介导的血管收缩的重要反向调节机制。β– 受体阻滞剂可消除这种对抗机制，因此，如果嗜铬细胞瘤病例在既往未接受 α– 受体阻滞剂的情况下接受 β– 受体阻滞剂，可能会发展为高血压。

Ⅵ. 虽然嗜铬细胞瘤患犬的常见表现问题是多饮 / 多尿，但预期不会出现高钙血症。由于高钙血症本身是多饮 / 多尿的主要鉴别诊断，因此，可能与该犬的病史和生化异常有关，需要对高钙血症进行进一步的诊断研究。对该犬的进一步检查见病例 17。

病例 143

病例 143：问题　一只 4 岁去势雄性德国牧羊犬体重 46 kg（101.4 lb），体况评分 4/9，因 8 ~ 10 h 的严重嗜睡和食欲不振，逐渐虚弱和不愿站立到你的诊所就诊。该犬已完成所有建议的疫苗接种，并接受定期、适当的驱虫程序。在这些症状出现前，该犬有 4 天的腹泻局部便血史，无明显的异物摄入史。体格检查时，该犬体温较低，为 36.7℃（98.1 ℉），心动过速（170 bpm），黏膜苍白，毛细血管再充盈时间延长（>3 s）。图 143.1 为腹部侧位 X 线片。

Ⅰ. 对于影像学检查的结果，最有可能的解释和诊断是什么？

Ⅱ. 对于稳定和治疗该患犬，你当前的计划是什么？

Ⅲ. 该患犬的预后如何？

病例 143：回答　Ⅰ. 小肠和大肠的肠袢均有严重胀气。浆膜细节弥漫性缺失。这些结果表明存在重度弥漫性肠梗阻。考虑到犬的近期病史和年龄，肠梗阻的感染原因（如细小病毒性肠病）、异物阻塞和药物或手术诱导的肠梗阻不太可能发生。最可能的诊断是肠系膜 / 肠扭转。

Ⅱ. 患犬出现重度血液动力性休克。为了改善心输出量和终末器官灌注，可考虑积极的晶体液疗法、胶体液疗法和高渗盐水输注。应评估患犬的酸碱状态，

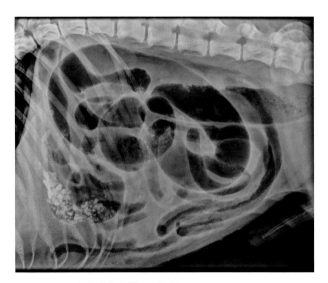

图 143.1　患犬腹部侧位 X 线片

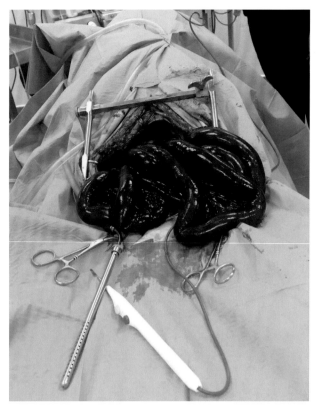

图 143.2 术中见大量小肠和大肠缺血和坏死

并给予适当的治疗。这是一种外科急症，剖腹探查术和尝试肠扭转矫正术是唯一有可能使患犬康复的治疗方法。

Ⅲ. 肠系膜 / 肠扭转是一种罕见的疾病，主要影响中、大型犬，德国牧羊犬被认为是高发犬种。患该病的大多数犬近期有胃肠道疾病史（通常为急性至超急性），在数小时内发展为虚弱和休克。有些患犬出现便血的情况，不常见呕吐。肠系膜 / 肠扭转的实际病因尚不清楚。总体而言，患有肠系膜 / 肠扭转的犬预后不良。因小肠和大肠存在广泛的缺血性坏死大多数动物在围手术期死亡或在术中被安乐死。在早期识别症状和手术时肠扭转 ≤ 180° 的犬存活率更高。早期识别和早期积极干预最有可能使患犬存活。在一项对早期影像学识别症状并立即进行手术治疗的犬的回顾性研究中，5/12 的犬存活至出院，该组患犬仅有 2 只德国牧羊犬，其中 1 只存活。鉴于大多数患犬的胃肠道疾病症状相对非特异性，应建议所有表现为急性胃肠道症状的中、大型犬进行腹部 X 线检查。

该病例在术中观察到大量小肠和大肠缺血性坏死，被安乐死（图 143.2）。肠系膜根部 360° 移位。

病例 144

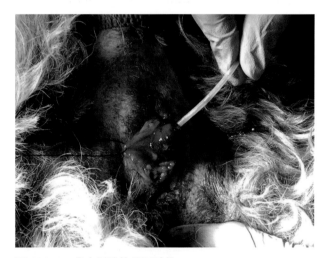

图 144.1 术中见该软组织肿物

病例 144：问题 一只澳大利亚牧羊犬有数天里急后重的病史，粪便有明显的血液，偶见腹泻。直肠检查时，在直肠远端可触及一直径约 2 cm 的软组织肿物，该肿物容易被取出（图 144.1）。

Ⅰ. 该犬的鉴别诊断列表中应包括哪些肿瘤类型？

Ⅱ. 假设这个肿瘤是良性息肉，完全切除的可能性有多大？

Ⅲ. 结肠癌有哪些解剖形态？

Ⅳ. 各种形式的结肠癌预后有何不同？

病例 144：回答 Ⅰ. 可累及直肠远端和肛门括约肌的肿瘤包括良性腺瘤性息肉、原位结肠癌、结肠腺癌、肥大细胞瘤、淋巴瘤及平滑肌肿瘤（如平滑肌瘤和平滑肌肉瘤）。虽然肛直肠肿瘤在犬中不常见（不足确诊癌症病例的 10%），但它们在消化道肿瘤中占很大比例（占已发现病变的 50%）。

Ⅱ. 完全切除位于直肠远端 1.5 ~ 2 cm 内的良性息肉预后良好。其中许多病变有蒂且边界清晰。可能会局部复发，报告的复发率为 0% ~ 40%。局部复发的息肉样病变可能是原位结肠癌，但由于切除的病变未能送检进行组织学检查，而被误诊或无法识别。

Ⅲ. 结肠癌有 3 种不同的解剖学形态。第一种为原位癌，呈侵袭固有层和黏膜下层的单独、明显的息肉样病变，体格检查上难以与良性息肉区分；第二种呈"鹅卵石"型，可触及单个至多个广泛的壁性肿物；第三种呈

"餐巾环"型，直肠壁完全环周受累，常导致可触及的直肠狭窄。

Ⅳ.假设完全切除，原位癌的预后相对较好。据报道，切除后的中位生存期可达 32 个月。鹅卵石型的预后更谨慎，成功切除后中位生存期约为 12 个月。餐巾环型的预后最差，报告的中位生存期约为 1.6 个月。

病例 145

病例 145：问题　一只犬表现为急性发热、嗜睡和黄疸。体格检查时，注意到该犬患前葡萄膜炎。你怀疑该犬可能患有钩端螺旋体病。

Ⅰ.有哪些诊断试验方法可用于评估是否存在钩端螺旋体病？这些方法有哪些缺点或问题？

Ⅱ.假设你诊断出该犬患有钩端螺旋体病，你将使用什么抗生素进行治疗？

Ⅲ.你将如何管理该患犬，以将人畜共患病传播给医院工作人员和动物主人的可能性降至最低？

病例 145：回答　Ⅰ.用于检测犬钩端螺旋体病的最常见诊断试验是显微镜凝集试验（microscopic agglutination test，MAT），可检测是否存在抗钩端螺旋体的凝集抗体。这是目前具有临床症状犬的首选诊断试验。然而，该测试存在一些缺点。在发生强烈的抗体应答之前，犬的第一周检测可能为阴性。在钩端螺旋体病流行率高的地区，一般建议在恢复后 2 ～ 4 周从急性期和恢复期样本中获得系列 MAT 滴度。若滴度增加至少 4 倍，则说明近期感染，接种疫苗后滴度在 2 ～ 4 周内将不会显示有临床意义的变化。在钩端螺旋体病流行率较高的地区，谨慎的做法是将有可疑症状的动物作为假定的钩端螺旋体病病例进行治疗，直到可以排除钩端螺旋体病。

血液或尿液样本的 PCR 检测越来越多地用于评估疑似钩端螺旋体病的病例。由于该病的自然病程包括钩端螺旋体败血症的早期阶段，随后是肾小管慢性感染和漏尿，因此，PCR 检测的最佳样本取决于临床症状的持续时间。在具有急性发作症状的犬中，血样 PCR 的诊断率最高。在出现症状 >10 天的情况下，以及在患有慢性肾功能不全的犬中，尿液是 PCR 检测的首选样本。病程不详时，应同时送检血样和尿样。在本文所述病例中，血液或尿液的阳性 PCR 结果将强有力地支持钩端螺旋体病的诊断。如果近期进行过抗菌治疗，可导致 PCR 检测出现假阴性结果。MAT 不太容易受到该影响。

钩端螺旋体培养在技术上是可行的，但需要特殊的样本处理、使用适当的培养基，并且可能需要较长时间（长达数月），因此，不建议在临床病例中使用培养技术诊断钩端螺旋体病。

Ⅱ.犬钩端螺旋体病的最佳抗生素治疗方案存在争议。鉴于钩端螺旋体有侵入肾小管并形成慢性肾小球肾炎的倾向，建议使用具有良好组织穿透性的抗生素。一些临床医生提倡在出现急性症状后的前 2 ～ 3 天静脉注射氨苄西林（20 mg/kg，IV，q6 h），随后给予一段时间的多西环素，以更好地利用该药物组织渗透性的优势。目前美国兽医学院内科一致建议单独使用多西环素 5 mg/kg，PO 或 IV，每天 2 次，至少持续 2 周。

Ⅲ.患有钩端螺旋体病的犬对其主人和医院工作人员具有显著的人畜共患病感染风险，尤其是那些尿中排出钩端螺旋体的犬。应尽量减少患犬在医院周围的活动，并应计划在尽量减少与其他患犬和工作人员接触的时间下进行诊断成像或介入治疗时的移动。垫料，特别是暴露于尿液的垫料，属于传染性废物，必须进行妥当处置。有必要采用隔离护理技术，包括使用一次性工作服、口罩和严格佩戴一次性手套来处理患犬。应尽量减少护理患犬的人员数量。提交给诊断实验室的样本，特别是尿液样本，应明确标记为来自疑似钩端螺旋体病病例。还应将诊断结果告知所有参与钩端螺旋体病病例管理的医院工作人员。

病例 146

病例 146：问题　一只 4 周龄的幼犬出现轻度黏液样腹泻、发育不良，最近出现下垂的肚皮（图 146.1）。

Ⅰ.这个年龄段的幼犬通常如何感染犬弓首蛔虫？

Ⅱ.除了驱虫治疗的建议外，你还会向该幼犬主人提供哪些其他建议？

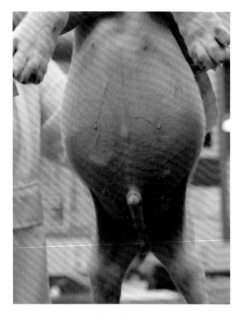

图 146.1　患犬腹部膨大

病例 146：回答　Ⅰ.新生幼犬感染犬弓首蛔虫的主要途径是经胎盘感染，也可能通过哺乳传播。这种寄生虫的生命周期包括年龄较大的犬（＞3月龄）感染来自犬环境的 L2 幼虫。这些幼虫穿透肠壁，扩散迁移到器官和肌肉，在那里它们被包在囊内并保持休眠。在妊娠犬中，幼虫在妊娠后期结束休眠，一些迁移至肠道，在肠道中建立明显的感染（即将虫卵排入粪便），一些穿过胎盘或乳腺，感染幼犬。感染围产期幼犬的幼虫能够在出生后 3 周内成熟并建立显性感染。由于幼虫迁移引起肺炎，以及严重肠道蠕虫负荷可引起消化不良和胃肠道疾病，非常严重的侵袭可能危及生命。

Ⅱ.犬弓首蛔虫是一种重要的潜在人畜共患病，与在人内脏和眼部移行的幼虫有关。虫卵需要数周才能成熟到具有传染性的 L2 幼虫阶段。因此，人类感染的最大风险实际上来自接触被污染的土壤，而不是接触粪便。要勤于清除环境中的粪便，尽量减少儿童与受污染的土壤和表面接触。如果动物主人计划让母犬再产仔，建议在分娩前对妊娠母犬进行治疗。

病例 147　病例 148

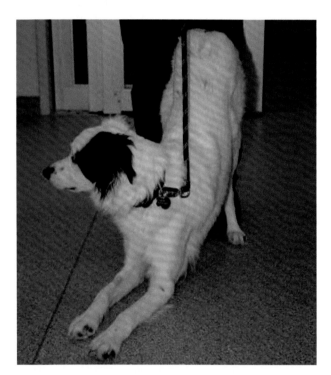

图 147.1　患犬弓背，前肢伸展

病例 147：问题　一只 2 岁混种边境牧羊犬有 2 天的嗜睡、食欲减退和偶尔呕吐的病史。在体格检查过程中，犬反复出现弓背姿势，前肢伸展（图 147.1）。

Ⅰ."祈祷征"姿势通常表示什么？

Ⅱ.你将考虑对该犬进行哪些鉴别诊断？

Ⅲ.你建议的下一步诊断步骤是什么？

病例 147：回答　Ⅰ.祈祷征姿势通常表明存在前腹痛或不适。

Ⅱ.与腹痛相关的疾病包括急性胃炎、急性和慢性胰腺炎、胃或小肠梗阻、肠套叠、急性肾炎和局部腹部创伤。

Ⅲ.考虑测定 Spec-cPL™ 以筛查胰腺炎症。腹部成像，尤其是腹部超声检查，用于筛查胰腺疾病及胃和肠梗阻／意外伤害。临床生化评估酸／碱、电解质状态和其他疾病标志物，如肝酶活性和肾功能标志物。

该患犬的腹部超声成像显示由织物线性异物引起幽门梗阻。

病例 148：问题　一只 9 岁去势雄性獒犬出现四肢瘫痪，有快速发作、严重嗜睡和无法行走／站立的病史（图 148.1）。几乎无法测量到该犬的外周脉搏，并且心率显著升高（140 bpm）。

Ⅰ.你能做的最重要的监测是什么？

Ⅱ.列出低血容量性休克急性发作的一些鉴别诊断。

Ⅲ.如果该犬有维生素 K 拮抗剂灭鼠药中毒，预计会在哪里发现出血？

Ⅳ.假设该犬存活，按照指示进行积极的液体治疗和输血后，需要多长时间才能在犬的 CBC 中观察到再生反应？

病例 148：回答　Ⅰ.黏膜极度苍白。毛细血管再充盈时间难以评估，但大于 2.5 s。这些发现提示重度、急性低血容量性休克。

Ⅱ.腹部或胸部创伤，伴大血管撕裂 / 破裂。腹部肿瘤自发性破裂，如血管肉瘤。维生素 K 拮抗剂灭鼠药中毒。严重胃 / 胃肠道溃疡（根据病史，发生此病的可能性较小）。

Ⅲ.维生素 K 拮抗剂引起的出血倾向于腔内（即胸腔内或腹腔内），轻度创伤后在关节间隙和皮下发现出血。发生重度急性失血性休克意味着犬失去了相当大比例的循环血容量。因此，该犬更可能在胸腔或腹腔内发生血液蓄积。

Ⅳ.急性失血后 4 天可检测到红细胞再生的最初迹象，即网织红细胞增多。通常在失血后 5 天可检测到红细胞大小不均和多染性。

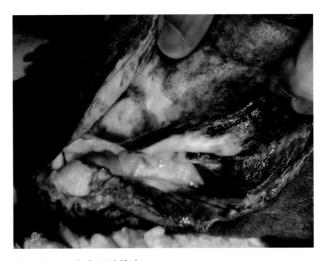

图 148.1　患犬口腔检查

病例 149

病例 149：问题　一只 8 岁绝育雌性家养短毛猫因右上唇肿物被带来就诊。动物主人大约在 1 个月前注意到该肿物，并认为随着时间的推移肿物逐渐增大。主诉该猫其他方面都很健康，具有正常的活动性、互动性和食欲水平。

肿物存在于唇部皮肤黏膜交界处。圆形病灶直径约 1.0 cm，为外生性生长，表现为无毛、溃疡、充血表面。颈部淋巴结链也出现肿大，下颌下淋巴出现最明显肿大。猫的体况评分良好（5/9），其余体格检查无明显异常。

图 149.1 和图 149.2 分别为肿物（20 倍物镜）和下颌下淋巴结（10 倍物镜）的细针抽吸物

Ⅰ.如何解释肿物和淋巴结穿刺的细胞学结果？

Ⅱ.猫感染该病的一些常见临床表现是什么？

Ⅲ.地理学上，该病原体在世界范围内的分布情况是怎样的？

病例 149：回答　Ⅰ.唇部肿物和淋巴结抽吸物的主要病理学特征是酵母菌群。这些酵母菌单独存在于聚集

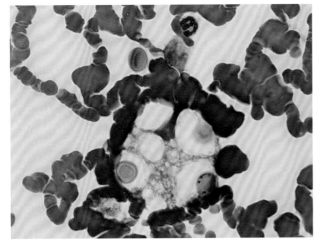

图 149.1　肿物细针抽吸物细胞学检查图像（20×物镜）

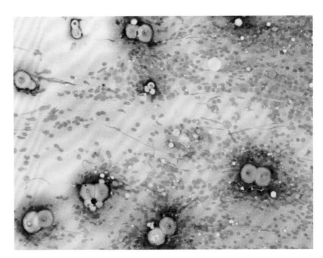

图 149.2　颌下淋巴结细针抽吸物细胞学检查图像（10×物镜）

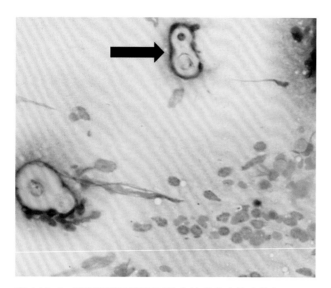

图 149.3　酵母菌表现出基于狭窄的出芽（箭头处）

体中，并与炎性细胞密切相关。它们表现出显著的大小变化，为红细胞直径的 5 ~ 15 倍不等。一个大的、不着色的囊被嗜碱性、玻璃样的内部结构包围。透明囊体使病原体呈现"光晕"或"肥皂泡"外观。此外，酵母菌表现出罕见的狭窄基底出芽（图 149.3 中箭头）。至于存在的炎性细胞，在唇部肿物中发现罕见的中性粒细胞和活化的巨噬细胞。淋巴结抽吸物中含有混合淋巴细胞群，与被动反应一致，同时含有少量中性粒细胞和巨噬细胞。

尽管细胞学上无法确定隐球菌微生物的存在，但酵母菌的形态学特征与隐球菌属相符。隐球菌通常引起化脓性肉芽肿性炎症应答，当存在于淋巴结时，可能诱导反应性淋巴细胞增生。

Ⅱ. 隐球菌病患猫的临床表现可能非常多变，取决于是局部感染还是全身感染。据报道，大多数猫表现为鼻上颌软组织或鼻甲骨系统的面部病变。鼻上颌软组织受累常表现为弥漫性肿胀，使猫呈"罗马鼻"状外观；鼻甲骨受累可伴有慢性浆液性或化脓性鼻涕、鼻出血或上呼吸道呼吸困难。另外，还可表现为多发性皮肤引流性肉芽肿。少部分的猫患有原发性眼部和（或）中枢神经系统疾病，并可能出现原发性眼部病变、失明或中枢神经缺陷。

Ⅲ. 隐球菌属是一种腐生的二型真菌，自然存在于含有大量退化植物物质的湿润土壤中。隐球菌属可在世界各地适当的环境中找到，因此，猫隐球菌病在全球分布，但某些地理区域的发病率相对较高。新型隐球菌变种感染似乎相当普遍，所有有人居住的大陆地区都有病例记录。新型隐球菌病例似乎局限于欧洲西北部和地中海沿岸国家。由加蒂隐球菌引起的人、犬和猫病例，常被认为是临床上最具侵袭性的隐球菌病菌种，大多出现于澳大利亚和北美卡斯卡迪亚地区。

病例 150　病例 151

病例 150：问题　一只 6 岁绝育雌性澳大利亚牧羊犬有 3 周间歇性食欲不振和呕吐病史。呕吐与进食无关，但似乎与一段时间食欲不振有关。患犬使用甲氧氯普胺、昂丹司琼、马罗匹坦和新型蛋白质饮食疗程后症状没有缓解。该患犬目前在接种推荐的疫苗，并进行常规心丝虫和体外寄生虫预防。

体格检查时，该犬体温正常，为 38.6℃（101.5 ℉），体重 21 kg（46.2 lb），体况评分为 5/9。有轻度至中度腹部不适，患犬有严重黄疸。其余体格检查无异常。

初步诊断评估显示肝酶升高，相关值如表 150.1 所示。

表 150.1　患犬生化检查结果

分析物	SI 单位制		常规单位制	
	结果	参考范围	结果	参考范围
BUN	5.0 μmol/L	2.2 ~ 5.8 μmol/L	30 mg/dL	13 ~ 35 mg/dL
葡萄糖	4.5 mmol/L	3.9 ~ 6.9 mmol/L	90 mg/dL	70 ~ 125 mg/dL
胆固醇	9.0 mmol/L	2 ~ 4.6 mmol/L	400 mg/dL	75 ~ 175 mg/dL
白蛋白	35 g/L	26 ~ 40 g/L	3.5 g/dL	2.6 ~ 4 g/dL

分析物	SI 单位制		常规单位制	
	结果	参考范围	结果	参考范围
总蛋白	86 μmol/L	0 ~ 8.6 μmol/L	5.0 mg/dL	0 ~ 0.5 mg/dL
碱性磷酸酶	700 U/L	10 ~ 70 U/L	700 U/L	10 ~ 70 U/L
GGT	32 U/L	1 ~ 8 U/L	32 U/L	1 ~ 8 U/L
ALT	170 U/L	5 ~ 65 U/L	170 U/L	5 ~ 65 U/L

对该犬进行全面的腹部超声检查，包括胆囊的纵向平面（图 150.1）和胆总管远端的纵向平面（图 150.2）。胆囊增大，有条纹状内容物，中央强回声，周边低回声，呈星状（图 150.1）。胆总管呈弥漫性轻度扩大，直径7.0 mm（图 150.2，测量内径）。肝脏肿大，边缘呈圆形，实质不均匀（未显示）。

Ⅰ. 如何判读这些超声检查结果？

Ⅱ. 对于这些临床症状有哪些合理的鉴别诊断？

Ⅲ. 该患犬最可能的诊断是什么？

Ⅳ. 如何管理该病例？

Ⅴ. 该疾病的预后如何？

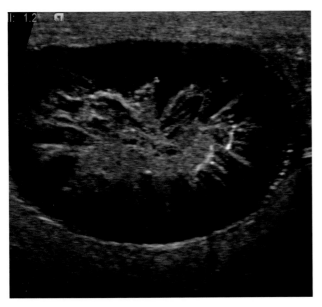

图 150.1　腹部超声检查胆囊纵向平面

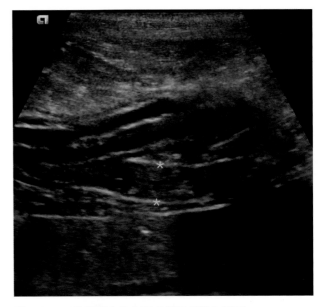

图 150.2　腹部超声检查胆总管远端纵向平面

病例 150：回答　Ⅰ. 患犬有成熟胆囊黏液囊肿伴远端胆总管部分梗阻。超声检查未观察到腹腔积液或脂肪组织炎提示黏液囊肿破裂。

Ⅱ. 胰腺炎、急性肝炎、慢性肝炎、胆道黏液囊肿、细菌性胆囊炎。

Ⅲ. 基于超声检查诊断其患有胆道黏液囊肿。

Ⅳ. 对于所有表现出临床症状的胆道黏液囊肿，目前的建议是稳定患病动物和进行胆囊切除术。对无症状患病动物可尝试进行药物治疗，但通常失败，然后需要进行手术治疗。

Ⅴ. 接受胆囊切除术以手术治疗胆道黏液囊肿的犬的围手术期死亡率较高，约为 22%，囊肿破裂患犬的围手术期死亡率升高，但并不显著。提倡对所有接受潜在共病内分泌疾病调查的患病动物进行早期手术干预。

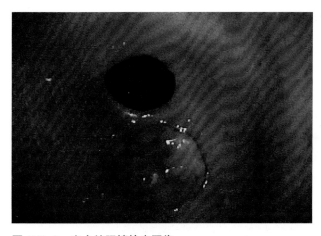

图 151.1　患犬结肠镜检查图像

Ⅰ.中间下部可见的结构是什么？

Ⅱ.如果内窥镜向前进入中上部的开口，你预计会看到什么？

病例 151：回答　Ⅰ.这是远端回肠括约肌，回肠在此进入回盲结肠交界处。

Ⅱ.这是进入盲肠的入口。盲肠是一个盲袋，无明显管腔延伸至该交界之外。盲肠黏膜通常比结肠黏膜略微发红，可能在黏膜的轻微凹陷区域可见淋巴组织斑。

病例 152

病例 152：问题　一只 12 岁去势雄性澳大利亚牧牛犬有 12 周的轻度多饮 / 多尿和腹胀病史。在初步诊断评估中注意到碱性磷酸酶活性升高（参考范围上限的 5 倍），并呈进行性。持续使用 8 周褪黑素、丹诺马林和熊去氧胆酸等营养制剂进行经验性治疗无效。肾上腺皮质功能亢进（小剂量地塞米松抑制试验、肾上腺皮质激素刺激试验、肾上腺性激素组）、甲状腺功能减退、胆囊黏液囊肿、细菌培养和胰腺炎筛查均为阴性。该犬目前正在接种推荐的疫苗，并进行犬心丝虫和寄生虫预防。主诉该犬食欲良好，活动水平正常，精神正常。

体格检查时患犬体温正常，为 38.6℃（101.5 ℉），体重 28 kg（61.6 lb），体况评分 7/9。有中度腹胀伴颅侧脏器肿大。其余体格检查无异常。

进行了全腹部超声检查，拍摄腹部右侧位和腹背位 X 线片。进行对比增强 CT 以帮助制订手术计划（图 152.1、图 152.2 和图 152.3）

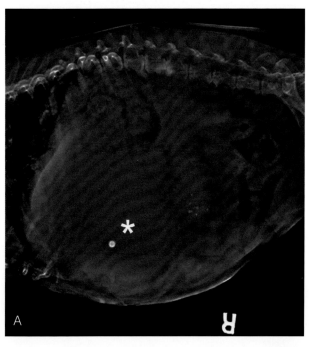
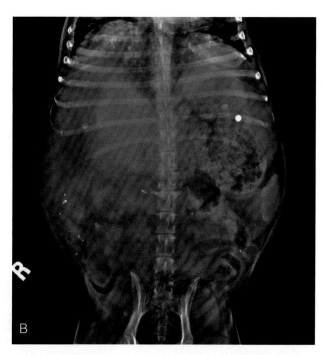

图 152.1　右侧位（A）和腹背位（B）平面图像。右腹部颅侧（星号）的肝脏呈现出一个大的圆形软组织肿物轮廓。胃轴向尾侧和左侧偏斜。右肾尾侧移位。腹部的浆膜层细节减少，尤其是腹侧。腹部存在金属 BB 和多灶性点状矿物质碎片。几个腰椎间盘间隙塌陷

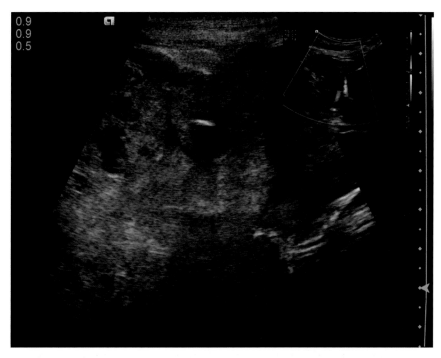

图 152.2 显示矢状面和斜面。一个大的、多小叶的、不均匀的肿物占据了腹部颅侧的大部分，与肝脏共享肝静脉引流（插图）。肿物包含几个小的囊性区域。肝脏其余部分回声不均，呈多灶性、边界欠清的低回声结节

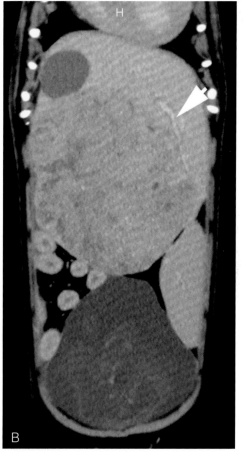

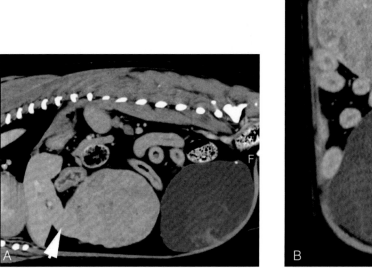

图 152.3 腹部的矢状面（A）和背侧平面（B）图像。一个非常大的、圆形、不均匀的软组织衰减肿物从肝左外叶延伸到一个厚的组织柄（图 152.3A 中箭头），并共享肝静脉引流（图 152.3B 中箭头）。肿物大小约为 9 cm×12 cm×11 cm，对比度增强不均匀

Ⅰ. 如何解释这些影像学检查结果？

Ⅱ. 该患犬最可能的诊断是什么？

Ⅲ. 可以使用哪些额外的诊断检测来确认你的诊断？

Ⅳ. 如何管理该病例？

Ⅴ. 该疾病的预后如何？

病例 152：回答　Ⅰ. 影像学上，腹部颅侧肿物最可能的起源器官是肝脏。超声检查证实其起源于肝左外叶。CT 图像显示，虽然肿物非常大，但已从肝叶腹侧周边生长，并延伸到一个厚的组织柄，远离肝门，因此，很可能通过手术切除。结合临床资料，考虑患犬腹部肿物的大小和来源，最主要的鉴别是肝细胞或胆源性的良性或恶性肿瘤。其他细胞类型的肿瘤、非肿瘤性囊肿、肉芽肿性或其他炎性肿物、血肿和增生都是可能的，但可能性不大。

Ⅱ. 巨块型肝细胞癌。据报道，肝细胞癌可引起血清碱性磷酸酶活性的单独升高。

Ⅲ. 建议通过腹腔镜或剖腹探查术获得肝脏活检样本，并提交给解剖病理学家进行组织病理学评估。如有指征，应采集用于培养、灵敏度和铜定量的平行样本并提交。据报道，细针穿刺或 Tru-Cut 针活检不准确，因此，不推荐使用。不过在某些情况下，淋巴瘤、肥大细胞瘤和癌可进行细胞学诊断。

Ⅳ. 建议进行部分或全肝叶切除术。结节性或弥漫性肝细胞癌目前尚无有效的治疗方法，化疗的作用尚不清楚。

Ⅴ. 巨块型肝细胞癌患犬预后良好，中位生存期 >1460 天，而患有结节型或弥漫型肝细胞癌的犬预后较差。

病例 153

病例 153：问题　一只 5 岁绝育雌性混种㹴犬因腹部突然出现可见的红斑而就诊（图 153.1）。

Ⅰ. 这些病变是什么？

Ⅱ. 导致犬血小板减少的主要机制是什么？

Ⅲ. 你将进行哪些诊断试验？

Ⅳ. 血小板减少症引起的出血与灭鼠药中毒引起的出血有何不同？

病例 153：回答　Ⅰ. 这些是瘀斑性出血（瘀斑）。瘀斑通常与血小板功能障碍或数量异常相关，是血管（毛细血管、小动脉或小静脉）出血较少的结果。

Ⅱ. 有 4 种机制可导致血小板减少。从广义上讲，4 种机制分别为：①生成减少；②血小板消耗加速；③血小板直接破坏；④血小板固存。虽然不是硬性规定，但生成减少或直接破坏导致的血小板减少往往比消耗增加和固存引起的血小板减少更严重。

与犬血小板直接破坏相关的最常见疾病过程是免疫介导性血小板减少症（immune-mediated thrombocytopenia，IMTP）。IMTP 本身可能是原发性的，其特征是存在针对血小板抗原的特异性抗体，或继发于其他免疫介导性和炎性疾病，如特定的感染性疾病、肿瘤和一些药物治疗。IMTP 患犬的血小板计数通常 < 50 000/μL，可能低于 10 000/μL。血小板计数 ≤ 15 000/μL 的患犬发生自发性出血的风险较高。

Ⅲ. 原发性免疫介导性血小板减少症是一种排除性诊断，主要诊断检测应旨在识别或排除与血小板减少症相关的其他疾病。在蜱传播疾病流行地区，应进行适当的检测。同样，在流行区应排除芽生菌病或组

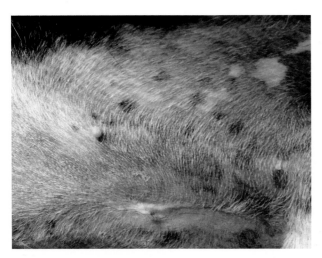

图 153.1　患犬腹部腹侧外观

织胞浆菌病等真菌病。应评估病史中是否暴露于可能引起血小板减少的药物，如氯霉素。还应考虑诊断性成像，包括腹部超声检查和胸部 X 线摄影，可能还有 CT 检查，以筛查肿瘤性疾病。

Ⅳ. 血小板减少症引起的出血是初次止血失败的结果，受累血管不能形成有效的血小板栓。在血小板减少症和初次止血失败的患病动物中，最常受累的血管通常是暴露于轻微创伤区域（黏膜、皮肤）的较小血管（毛细血管、小动脉和小静脉），因此，鼻出血、瘀点和瘀斑是主要的临床结果。灭鼠药中毒性出血是由于二次止血失败，即由凝血因子和酶介导的纤维蛋白原形成稳定的纤维蛋白凝块。二次止血失败通常与较大体积、明显出血相关，这可能发生在身体间隙（胸膜腔、腹部、关节）或可能表现为严重皮下出血。

病例 154

病例 154：问题　一只 6 岁绝育雌性标准贵宾犬因主诉进行性嗜睡和运动不耐受被带来就诊。2 周前，动物主人注意到犬的精力不充沛，走路变慢，现在甚至无法完成一次短途行走，在散步时会躺下几分钟。此外，该犬变得孤僻，食欲下降。就诊前一天，它"昏倒"了一次，在恢复前几分钟内它侧卧，反应轻微。

在检查时，该犬安静而迟钝。体重为 25.2 kg（55.4 lb），但感觉消瘦，体况评分为 3/9。该犬心动过速（160 bpm）和呼吸急促（50 bpm），但体温正常，为 38.3℃（101.0 ℉）。该犬黏膜苍白，呈浅黄色，毛细血管再充盈时间延长（3 s），似乎有轻度脱水。心肺音听诊正常。患犬的 CBC 数据如表 154.1 所示。图 154.1 为血涂片显微照片。

表 154.1　患犬全血细胞计数（CBC）

血液学	值	提示	参考范围
Hct /%	8.2	L	37 ~ 55
血红蛋白 /（g/dL）	2.4		12.0 ~ 18.0
红细胞 /（×10⁶/μL）	1.09		5.0 ~ 8.0
MCV /（fL）	78.1	H	60.0 ~ 77.0
MCH /（pg）	22.5		19.5 ~ 30.0
MCHC /（g/dL）	29.7	L	32.0 ~ 36.0
RDW /%	18.1		11.6 ~ 14.8
网织红细胞百分比 /%	22		
网织红细胞绝对计数 /（×10³/μL）	223.8		
白细胞 /（×10³/μL）	26.7	H	6.0 ~ 17.0
● 中性分叶核粒细胞 /（×10³/μL）	22.1	H	3.0 ~ 11.4
● 中性杆状粒细胞 /（×10³/μL）	1.2		0.0 ~ 0.3
● 淋巴细胞 /（×10³/μL）	1.5		1.5 ~ 4.8
● 单核细胞 /（×10³/μL）	1.3		0.15 ~ 1.35
● 嗜酸性粒细胞 /（×10³/μL）	0.1		0.1 ~ 0.8
● 嗜碱性粒细胞 /（×10³/μL）	0.0		0.0 ~ 0.1
血小板 /（×10³/μL）	186	L	0 ~ 500
MPV /fL	22.3	H	8.6 ~ 18.9
红细胞、白细胞和血小板形态	红细胞：见血涂片显微照片 白细胞：轻度 - 中度中性粒细胞毒性变化（胞浆嗜碱性细胞增多、胞浆发泡、杜勒小体和毒性颗粒） 血小板：大量血小板成簇		

注：L，低；H，高。

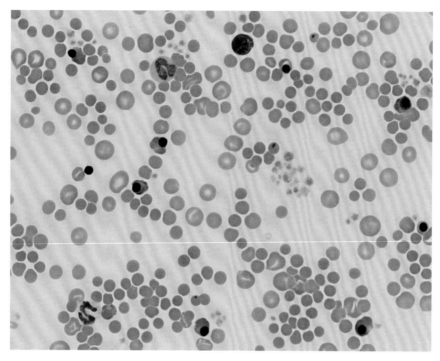

图 154.1　外周血涂片

I. 血涂片中有哪些明显的红细胞形态异常？

II. 这些形态学变化的病理生理意义是什么？

III. 该犬是否患有再生性或非再生性贫血？

IV. 根据已有的临床和实验室数据，你对该患犬的主要鉴别诊断是什么？

V. 可以考虑进行哪些额外的诊断来确诊免疫介导性贫血，并确定潜在的根本原因？

病例 154：回答　I. 红细胞群表现为球形红细胞显著增多，约 75% 的红细胞为球形红细胞。球形红细胞直径比正常犬红细胞小 25% ~ 50%，缺乏中心苍白区域。大细胞性嗜多染红细胞的数量增加，导致红细胞群呈现出中度红细胞大小不均或大小变化。有核红细胞及最近挤压的红细胞细胞核显著增加。一些成熟红细胞有圆形嗜碱性核碎片（Howell-Jolly 小体）。图 154.2 为这些形态学变化的代表性细胞。

II. 球形红细胞增多最常发生于自身免疫性贫血。当与自身抗体或补体因子结合的红细胞膜碎片被血液淋巴系统中的巨噬细胞吞噬时，形成球体形状。67% ~ 94% 自身免疫性贫血患犬存在球形红细胞增多。据报道，100 倍放大视野下 ≥ 20 个球形红细胞的诊断阈值对自身免疫性贫血的敏感性为 75%，特异性为 100%。然而，球形红细胞增多不是自身免疫性贫血的特异病症。在锌中毒、毒蛇咬伤、蜜蜂蜇伤、血营养性支原体测试和一系列遗传性疾病（如谱带 3、蛋白质 4.2、血影蛋白和锚蛋白缺乏症）中也报告了球形红细胞增多。请注意，该特殊患犬缺乏自身凝集。虽然自身凝集被认为是自身免疫性溶血性贫血的标志，但仅在约 60% 的病例中观察到凝集。

其余形态学变化与贫血再生反应的存在一致。骨髓中新释放的红细胞（嗜多染红细胞）比成熟红细胞大，但血红蛋白含量较少，这些特征赋予其相对大细胞、更嗜碱性的外观。随着红细胞生成加速，骨髓中会释放更多有核红细胞或含有 Howell-Jolly 小体的红细胞。

III. 在评估贫血犬时，是否存在再生反应是重要诊断问题。再生性贫血的存在表明存在红细胞丢失性贫血（如严重溶血）或红细胞破坏性贫血（如自身免疫性溶血性贫血）。

在评估血涂片中，嗜多染红细胞、大细胞、红细胞大小不均、有核红细胞、嗜碱性点彩和 Howell-Jolly 小体的数量增加是再生反应的证据。随着嗜多染红细胞数量的增加，这些较大和血红蛋白密度较低的细胞引起 MCV 增加和 MCHC 降低。因此，大细胞、低色素性模式高度提示再生。衡量尺寸变化的指标 RDW 也增加。鉴定再生

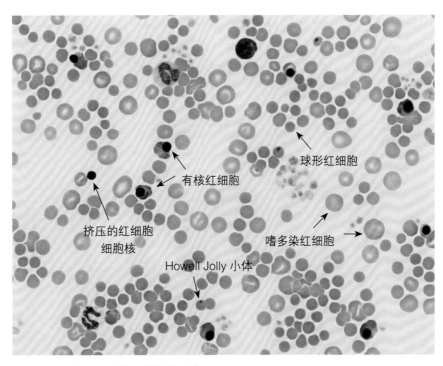

图 154.2　患犬血涂片显微镜检图片

和测量再生程度的金标准是网织红细胞绝对计数。在犬中，网织红细胞绝对计数 > 100 000 个 /μL 表明存在再生反应。

在发生贫血后，红细胞生成加速与外周血中该反应的可视化之间存在延迟。贫血 2 ~ 3 天后出现首次再生迹象。因此，红细胞丢失或破坏性贫血在短时间内可能表现为非再生。

病例 154：回答　鉴于网织红细胞绝对计数为 233 800 个 /μL、大红细胞和低色素性指数，及血涂片上发现大量的嗜多染红细胞和有核红细胞，该患犬表现出再生反应。

Ⅳ. 根据该犬的临床检查数据，主要鉴别诊断为自身免疫性贫血。大多数自身免疫性贫血引起血管外和（或）血管内溶血。这种自身免疫性贫血的变体通常被称为 IMHA 或自身免疫性溶血性贫血。骨髓中的红系前体细胞也可能被免疫介导破坏［免疫介导性纯红细胞再生障碍性贫血（Pure red cell aplasia，PRCA）］，这种自身免疫性贫血罕见。由于红细胞前体被破坏，因此，免疫介导性 PRCA 通常与外周红细胞破坏无关，也与再生的外周证据无关。

自身免疫性贫血可以是一种原发性特发性疾病过程，也可以是继发于另一个潜在病理的疾病过程。在犬中，约 70% 的自身免疫性溶血性贫血病例为原发性特发性变异型。继发性免疫介导性贫血可能与多种疾病相关，包括血源性细菌感染（如支原体病）、系统性感染疾病（如芽生菌病）、蜱传播疾病（如无形体病）、血源性肿瘤（如淋巴瘤）、β‐内酰胺类抗生素、疫苗接种或其他自身免疫性疾病（如系统性红斑狼疮）。

Ⅴ. 在评估潜在自身免疫性贫血患犬时，辅助诊断检测应分为 2 个目的：①确认是否存在自身免疫性贫血；②确定患犬是否患有原发性或继发性自身免疫性贫血。

在疑似自身免疫性贫血的情况下，应同时进行血清生化分析和尿液分析。绝大多数自身免疫性溶血性贫血患犬患有高胆红素血症和胆红素尿。如果发生血管内溶血，这些犬的尿液试纸分析可能显示"血液"或"血红素"阳性反应。外周血中的游离血红蛋白可自由滤过进入尿液，使尿液呈红棕色外观，但尿沉渣中不含红细胞。根据贫血的持续时间和严重程度，受累犬也可能出现血清肝胆酶、心肌细胞渗漏酶升高和肾性氮质血症。动脉血气分析显示乳酸酸中毒所致的滴定型代谢性酸中毒，同时伴有低氧血症。这些动物通常具有炎性白细胞像，其特征为白细胞增多伴中性粒细胞增多、核左移和潜在毒性变化。

库姆斯试验或直接抗球蛋白试验（direct antiglobulin test，DAT）可为自身免疫性贫血的存在提供进一步的证据。这些测定可评估患犬红细胞上是否存在自身抗体和（或）补体的成分。过去的库姆斯试验是通过向患犬红细胞中加入抗自身抗体或抗补体抗体进行。如果存在这些成分，显微镜下可观察到凝集反应。因此，如果患犬已经出现自身凝集，则该试验结果没有意义。然而，使用免疫层析试纸的较新 DAT 试验不受患犬自身凝集的影响。DAT 试验对自身免疫性溶血性贫血的敏感性和特异性为 70% ~ 90%。一些诊断实验室可进行抗红细胞抗体的流式细胞术检测。

鉴于可能导致继发性自身免疫性贫血的许多疾病过程，确定患犬是否患有原发性特发性或继发性自身免疫性溶血性贫血可能是一个艰难的过程。应仔细考虑患犬的病史，尤其是近期接种疫苗或给药的情况。对于生活在有地方性系统性霉菌病病原体（如芽生菌病和组织胞浆菌病）地区的动物，通常进行血源性支原体和媒介传播性疾病测试，以及真菌尿液抗原筛查。在老年动物中，应考虑胸部 X 线摄影或腹部超声检查以筛查肿瘤。

索引